U0376240

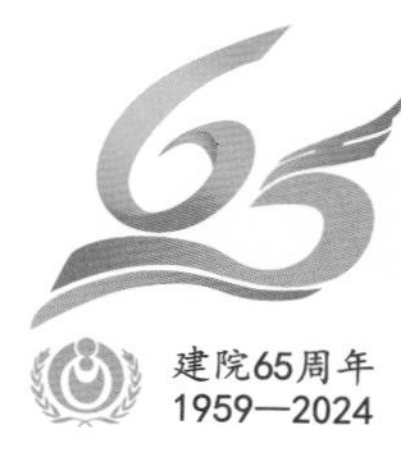

子宫肌瘤

医生想告诉你的“那些事”

主　编　代荫梅　阴赪宏

人民卫生出版社
·北　京·

图书在版编目（CIP）数据

子宫肌瘤：医生想告诉你的那些事 / 代荫梅，阴赪宏主编. — 北京：人民卫生出版社，2024.5
ISBN 978-7-117-36287-0

Ⅰ. ①子…　Ⅱ. ①代…　②阴…　Ⅲ. ①子宫肌瘤－防治　Ⅳ. ①R737.33

中国国家版本馆 CIP 数据核字（2024）第 088762 号

人卫智网	www.ipmph.com	医学教育、学术、考试、健康，购书智慧智能综合服务平台
人卫官网	www.pmph.com	人卫官方资讯发布平台

子宫肌瘤：医生想告诉你的那些事
Zigong Jiliu:Yisheng Xiang Gaosu Ni de Naxieshi

主　　编：代荫梅　阴赪宏
出版发行：人民卫生出版社（中继线 010-59780011）
地　　址：北京市朝阳区潘家园南里 19 号
邮　　编：100021
E - mail：pmph @ pmph.com
购书热线：010-59787592　010-59787584　010-65264830
印　　刷：北京顶佳世纪印刷有限公司
经　　销：新华书店
开　　本：889 × 1194　1/32　　印张：7
字　　数：133 千字
版　　次：2024 年 5 月第 1 版
印　　次：2024 年 6 月第 1 次印刷
标准书号：ISBN 978-7-117-36287-0
定　　价：69.00 元
打击盗版举报电话：010-59787491　E-mail：WQ @ pmph.com
质量问题联系电话：010-59787234　E-mail：zhiliang @ pmph.com
数字融合服务电话：4001118166　E-mail：zengzhi @ pmph.com

编写人员名单

主　编　代荫梅　阴赪宏

副主编　田玉翠

编　者　（按姓氏笔画排序）

马旭兰　航天中心医院
王红梅　首都医科大学附属北京妇产医院　北京妇幼保健院
王景尚　首都医科大学附属北京妇产医院　北京妇幼保健院
王静璇　首都医科大学附属北京妇产医院　北京妇幼保健院
田玉翠　首都医科大学附属北京妇产医院　北京妇幼保健院
代荫梅　首都医科大学附属北京妇产医院　北京妇幼保健院
阮祥燕　首都医科大学附属北京妇产医院　北京妇幼保健院
阴赪宏　首都医科大学附属北京妇产医院　北京妇幼保健院
巫剑红　首都医科大学附属北京妇产医院　北京妇幼保健院
李天鹤　首都医科大学附属北京妇产医院　北京妇幼保健院
李珊珊　首都医科大学附属北京妇产医院　北京妇幼保健院
谷牧青　首都医科大学附属北京妇产医院　北京妇幼保健院
呼君瑜　首都医科大学附属北京妇产医院　北京妇幼保健院
袁　敏　首都医科大学附属北京积水潭医院
唐世倩　首都医科大学附属北京妇产医院　北京妇幼保健院
蒋子雯　首都医科大学附属北京妇产医院　北京妇幼保健院
鞠　蕊　首都医科大学附属北京妇产医院　北京妇幼保健院
魏志瑶　中国人民解放军医学院

插　画　刘凯茜

致谢

感谢各位读者朋友，万里皆是缘，共同的兴趣爱好及需求，让我们通过这本书结识，并获得了交流和学习的机会。由衷地希望您提出宝贵的建议或意见，您的支持是我们勇往直前的动力源泉。

感谢各位编者，本着“扶伤济世、敬德修业”的校训、“德爱精勤”的院训、“健康所系、性命相托”的誓言，带着对妇产科学的满腔热爱及对女性朋友的无限关爱，投入了很多时间和精力，携手完成此书。

感谢北京市科学技术委员会和首都医科大学附属北京妇产医院对于此书的资金支持。

注：本书获得了以下主要项目成果的支持。

北京市科学技术委员会首都临床特色应用研究（Z111107058811031，Z131107002213090）

首都临床诊疗技术及示范应用研究项目（Z191100006619050）

首都医科大学附属北京妇产医院中青年学科骨干培养专项（fcyy201613）

首都医科大学附属北京妇产医院　北京妇幼保健院“优青人才”计划专项（YQRC201905）

首都医科大学附属北京妇产医院

代荫梅　阴赪宏

2024 年 4 月

前言

子宫，是生命的摇篮，是孕妈妈和胎宝宝沟通互动的“枢纽站”。对于这个人体器官，总是有外来侵入者想凑热闹。子宫肌瘤作为女性最常见的盆腔良性肿瘤，在妊娠女性中的发病率呈升高趋势。

子宫肌瘤有哪些症状、会导致哪些并发症、对妊娠有哪些影响、在妊娠期会发生哪些变化、是否需要治疗、应该选择哪些治疗方法、如何进行自我监测……这些一直是广大子宫肌瘤患者迫切需要了解的问题。

本书编写的灵感来源于临床工作中医生时刻面对的患者的疑虑，故本书自生命的起源、子宫的发生开始，深入浅出地梳理了子宫肌瘤患者的常见问题。为了让各位读者在面对未知时不再胆战心惊，本书对患者可能遇到的问题进行了全方位剖析，使大家面对子宫肌瘤时能够做到心中有数，放下心理负担，尽情享受生活，这正是所有编者撰写这本书的初衷。

当您带着心中的疑问拿起这本书时，可能会感到豁然开朗、如释重负，也可能会有更深入的问题想要与编者沟通、共同学习。无论如何，如果书中的内容对您有些许启发或帮助，我们将倍感荣幸，如果您有不解的地方，亦欢迎随时与我们交流。

最后，要由衷地感谢我们的编者团队，正是大家广师求益的学习态度、精益求精的钻研精神和不计得失的奉献精神，才促成了这本书的完整呈现。特别感谢北京市科学技术委员会首都临床特色应用研究、首都临床诊疗技术及示范应用研究项目（Z111107058811031、Z131107002213090和Z191100006619050）对本书的资助。

首都医科大学附属北京妇产医院

代荫梅　阴赪宏

2024 年 4 月

目录

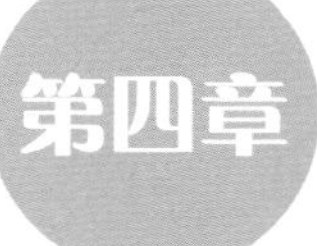

子宫肌瘤的侦察历程

第五章 子宫肌瘤的危害

第六章 如何治疗子宫肌瘤

第七章 子宫肌瘤和妊娠的是是非非

第八章 绝经期的子宫肌瘤

第九章 子宫肌瘤的中医药预防与治疗

附录 子宫肌瘤常见问题解答

第一章

子宫的前世今生

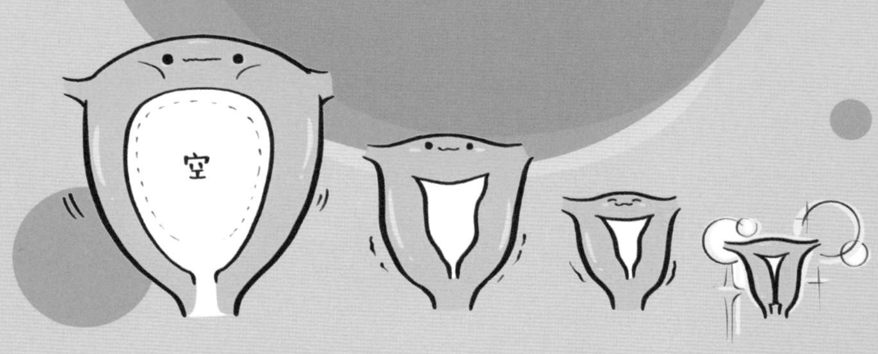

子宫的前世

子宫为女性所特有，不仅定期为女性释放信号提示“我是一名女性，我充满活力、我正值青春，我身体健康”，还承载了延续生命的重担。如此重要的器官是如何形成的？

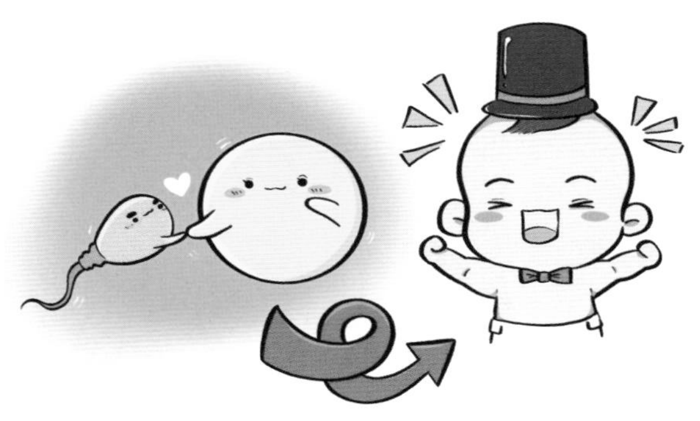

生命的萌芽

大家都知道，在卵子和精子结合时就决定了这是一个女宝宝还是一个男宝宝。受精卵着床后在宫腔内是如何发育的，如何从两个小小的细胞变成五脏俱全的人？这里以 4 周为一个孕龄单位，描述受精卵的成长经历。

4 周末 小小的受精卵已经迅速长大，这时已经长出了小小的胎芽，还有一个美丽的名字叫作“体蒂”。

8 周末 经过了 8 周的修炼，宝宝已经初具人形，只是长得比较奇怪，像极了外星人，头比较大，占整个身体的 50% 左右，已经可以依稀分辨出眼、耳、鼻、口，虽然四肢比较短小，也可以分辨出手指及足趾。除此之外，其他器官也正在分化发育，心脏也已经形成了。

12 周末 这时宝宝身长约 9cm，顶臀长（头顶至屁股间的长度）6～7cm，外生殖器也长了出来，通过外生殖器可初辨性别，胎儿小小的四肢可在羊水中自由活动。

16 周末 这时宝宝身长约 16cm，顶臀长约 12cm，体重约 110g。从外生殖器可确认胎儿是男宝宝还是女宝宝。虽然在羊水中，主要依靠脐带和胎盘呼吸，但宝宝已开始出现呼吸运动，用来帮助肺泡发育和锻炼呼吸肌的力量。这时宝宝的皮肤菲薄，呈深红色，没有皮下脂肪，且已经开始长头发了。部分孕妈妈已能自觉胎动，可以和宝宝互动了。

20 周末 这时宝宝身长约 25cm，顶臀长约 21cm，体重约 320g。皮肤暗红，出现胎脂，全身覆盖毳毛，并可见少许头发。宝宝的泌尿系统具备了排尿功能，排出的尿液参与了羊水的形成。除此之外，宝宝开始吞咽羊水，羊水就是在这种不断形成和消耗中维持动态平衡，从而确保宝宝有足够的羊水保护，避免受到外力伤害的。从这个阶段开始，宝宝的体重呈线性增长，孕妈妈的肚子开始明显增大。这个时期宝宝的运动能力明显提升，大部分孕妈妈可以感受到胎动。

24 周末 这时宝宝身长约 30cm，顶臀长约 21cm，体重约 630g，进入了“麻雀虽小，五脏俱全”的阶段，不过器官虽在，但是发育还不成熟。除此之外，宝宝面部还出现了眉毛和睫毛。从 16 周锻炼呼吸功能开始，到了 24 周，宝宝的细小支气管和肺泡终于发育了，确保其出生后可有呼吸能力，但生存能力还是极差的。

28 周末 这时宝宝身长约 35cm，顶臀长约 25cm，体重已经可以达到 1 000g。皮下脂肪虽然不多，但是粉红的皮肤表面已经覆盖胎脂。眼睛处于半张开状态，四肢活动好，有呼吸运动，出生后基本可以存活，但是需要转入新生儿科继续治疗。

32 周末 这时宝宝身长约 40cm，顶臀长约 28cm，体重已经飞速地达到 1 700g，但是皮肤仍呈皱缩状，深红色。依照现在的医疗水平，这个阶段的宝宝出生后也需要转入新生儿科继续治疗，但通常可以存活。

36 周末 这时宝宝身长约 45cm，顶臀长约 32cm，体重已经达到 2 500g。因为各器官脏器已经基本发育成熟，剩下的重要任务就是长体重了，表现最明显的就是宝宝的皮下脂肪逐渐增加，原本满是皱褶的皮肤开始变得光滑，体形逐渐圆润，指（趾）甲已达指（趾）端。这个阶段的宝宝出生后能啼哭及吸吮，生存能力良好，基本能存活。

40 周末 这时宝宝身长约 50cm，顶臀长约 36cm，体重已经达到 3 400g。宝宝已经发育成熟，皮肤呈粉红色，皮下脂肪较多，外观体形丰满，胖乎乎的可爱极了。足底皮肤也开始有了特定纹理，所有宝宝出生后都会在出生记录里印上一个小小的脚印，这可是宝宝出生后的第一步。男宝宝的睾丸已降至阴囊内，女宝宝的大、小阴唇已发育良好。这个阶段的宝宝出生后哭声响亮，吸吮能力强，能很好地存活。

以上就是胎宝宝的整体发育过程，既然在精卵结合时就已经决定了是男宝宝还是女宝宝，那么宝宝的生殖器官是如何一步一步形成的呢？子宫又是在何时悄悄形成的呢？

生殖器官的发育

胚胎的遗传性别在受精时已由受精卵的核型决定，但是作为一个独立的个体，真正分泌激素、产生第二性征还是由生殖腺决定的。大家都知道，男宝宝的生殖腺是睾丸，女宝宝的生殖腺是卵巢。生殖腺可不是受精时就形成的，需要等到胚胎第 8 ~ 10 周生殖腺才能分辨出是睾丸还是卵巢。也就是说，在孕 8 ~ 10 周前受精卵一直都是“非男非女”的状态。

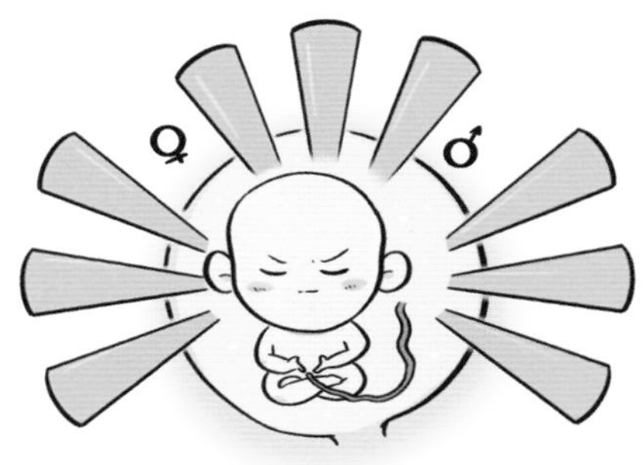

生殖腺发育以后，生殖管道也开始发育，只是时间更长，包括整个胚胎期（孕 16 周左右就可以通过超声分辨胎儿的性别），并一直延续到青春期。

生殖腺的发生 性分化是一个十分复杂的过程，这个过程受许多基因的调控，其中包括一些位于常染色体上的基因。染色体核型为 46，XX 的受精卵会发育成女宝宝，染色体核型为 46，XY 的受精卵会发育成男宝宝，但事情并不像想象中那么简单。悄悄告诉你，女宝宝的形成属于胚胎发育的自然规律，是一种最基本、最原始的发育方向，和 XX 染色体没有必然关系，而是和 Y 染色体上缺失的一个重要因子相关，这又应该如何理解呢？

Y 染色体在性分化过程中发挥了关键性作用，它的断臂上有一段神奇的存在，名字叫“睾丸决定因子”，它就像河流上游的一个巨大开关，会启动一组与原始生殖器官发育相关的下游基因，生殖腺向卵巢发育还是向睾丸发育，正是取决于这个神奇的因子。

正常情况下，Y 染色体上存在睾丸决定因子，所以生殖腺就分化成了睾丸；女宝宝的性染色体为 XX，没有睾丸决定因子，在胚胎第 8～10 周原始生殖腺就分化成了卵巢。所以说，女宝宝卵巢的发育是一种基本分化途径，在上游睾丸决定因子缺失或者沉默时，没有开关控制的情况下，就默认发育成女宝宝。

在一些特殊的情况下，如果遗传性别为 XY 的胚胎，睾丸决定因子缺失或突变，其内、外生殖器官就会表现为女宝宝；如果遗传性别为 XX 的胚胎，意外存在了睾丸决定因子，内、外生殖器官就会表现为男宝宝；上述两种特殊情况一旦发生，就会形成两性畸形。

生殖腺的发育 生殖腺的发育过程可谓是披荆斩棘，前文所述才仅是一个开始。下面主要介绍一下卵巢的发育过程。

卵巢形成以后，可不是安安静静地原地待命，而是自胚胎第 8～10 周形成以后就开始不停地忙碌，进行有丝分裂（从 1 个细胞复制成 2 个细胞，细胞内的染色体质、量均不变），细胞数目慢慢增多，体积也慢慢增大，这时被称为“卵原细胞”，细胞数目共约 60 万个，可谓是一个庞大的家族。

从胚胎第 11 ~ 12 周开始，卵原细胞进入第一次减数分裂（1 个细胞“分家”了，从中间减一半，分为 2 个部分，每个细胞内的染色体质和量均减半，为受精做准备），在染色体做好“分家”准备时，细胞膜却停止继续“分家”，两边的染色体就像是站立整齐的两排队伍，静待一声令下，便开始收拾自己的行囊组成新的小家，这个时期的细胞有个形象的名字，叫作“双线期”，这个时期的卵子被称为“初级卵母细胞”。与此同时，有丝分裂仍在继续，细胞数目继续增多。

在胚胎第 16 ~ 20 周，生殖细胞数目达到高峰，两侧卵巢加起来细胞数目可达到 600 万 ~ 700 万个（其中卵原细胞占 1/3，初级卵母细胞占 2/3）。到了这个阶段，卵巢开始为初级卵母细胞变成娇滴滴的卵佳人（卵子）做准备了，从胚胎第 16 周至出生后 6 个月，卵巢慢慢为初级卵母细胞穿上了薄薄一层被称为“颗粒细胞”的“衣服”，这时初级卵母细胞也改了名字，被称为“始基卵泡”。这个时候卵泡大家族就开始走了下坡路，质量不过关的卵泡开始闭锁，到出生时只剩下约 200 万个卵泡，经过层层筛选，到了青春期只剩下约 30 万个。卵巢不停变身的小动作一直到青春期，完成了排卵，才算是告一段落。

生殖管道的发生 虽然女宝宝和男宝宝的生殖腺都是由睾丸决定因子操控的，但是他们的原始生殖管道可不是同一套。在原始生殖腺外侧有两对纵行管道，一对叫作中肾管，是男宝宝生殖管道的始基；另一对叫作副中肾管（又叫米勒管），是女宝宝生殖管道的萌芽。

如果生殖腺发育为睾丸，中肾管则发育成男性的内外生殖管道，同时分泌副中肾管抑制物，抑制副中肾管的发育，以确保生殖管道朝着男性方向发育。

如果生殖腺发育为卵巢，则中肾管退化，副中肾管开始朝着女性方向发育。左右两侧副中肾管头段形成输卵管，中段和尾段就像两根树枝似的长在一起，在中央合并形成子宫及阴道上 2/3 部分。生殖器官的形成和分化依赖于副中肾管的发生、会合、纵隔的吸收三个阶段。在胚胎第 8 周，两侧副中肾管迁移至中线处会合，中段、尾段管腔完全融合、再吸收形成子宫、宫颈、阴道。在融合的最初阶段，子宫、宫颈、阴道内存在一纵隔，一般在胎儿 20 周吸收消失，成为单一内腔。副中肾管最尾端与泌尿生殖窦相连，同时分裂，形成一个实质圆柱状体，称为阴道板。随后阴道板由上向下穿通，形成阴道腔，内端与子宫相通，末端有一层薄膜，即为处女膜。由此可见，阴道下 1/3 和上 2/3 并非同一来源（卵巢和阴道下 1/3 不来自米勒管的分化）。

生殖腺、生殖管道的发育并非一蹴而就，而是一个连续的动态过程，发育过程中的任何一步受到干扰都可导致某种相应的畸形。这些畸形都是在胚胎时就决定的，多由左右中肾旁管的下段合并异常导致，就像两根树枝互相靠拢却没有融合在一起。常见的畸形有以下几种。

第Ⅰ类畸形：先天性无子宫。这类畸形的发病率相对较低，仅占子宫畸形的 5%。根据器官缺失的部位可以分为几个亚组，包括阴道缺失、宫颈缺失、宫底缺失、输卵管缺失，或者两种以上异常，一般情况下是完全缺失。因为卵巢的发育与副中肾管（米勒管）无关，卵巢还是那个正常的卵巢，所以第二性征不受影响，女性依然可爱、漂亮，外阴也是正常的，可是到了青春期月经却迟迟不来报到，就诊于医院检查时会发现阴道闭锁，直肠 - 腹部触诊感到子宫盆腔空虚，触不到子宫，B 超检查发现盆腔内没有子宫。这类畸形因为是“硬件缺失”，所以无法通过手术进行矫正。不过随着医疗技术的发展、手术技巧的提高和对这类先天性疾病认识的逐渐深入，可以通过手术人工制作阴道，这种人工阴道可以使这类患者过性生活。只是由于没有子宫，这类患者没有办法通过自然方法怀上孩子。

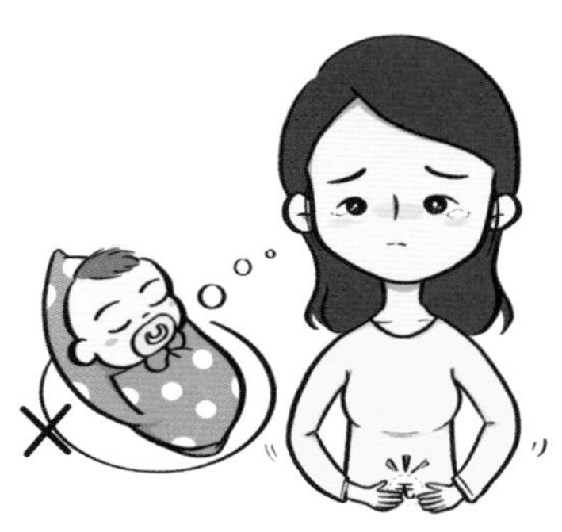

还有一种类型的子宫发育异常和先天性无子宫很接近，就是始基子宫和子宫发育不良。始基子宫又称痕迹子宫，是因为两侧副中肾管会合后不久即停止发育，常合并无阴道，子宫极小，仅长 1～3cm，无宫腔。

子宫发育不良又称幼稚子宫，是因为副中肾管会合后短期内停止发育。子宫和正常相比明显小，青春期月经量比较少，并且不能生育。如果患者没有规律排卵，可以考虑序贯应用雌激素、孕激素以刺激子宫生长。

第Ⅱ类畸形：单角子宫。正常的子宫形态像扎了两个羊角辫的倒置的梨子，两个羊角辫的根部就是两侧宫角，两个小辫子就是两侧输卵管。单角子宫是由于一侧副中肾管发育正常，另一侧副中肾管未发育或未形成管道导致的。这种类型的畸形最可能伴有缺失宫角侧的泌尿系发育畸形，如一侧肾缺如或肾发育不全。

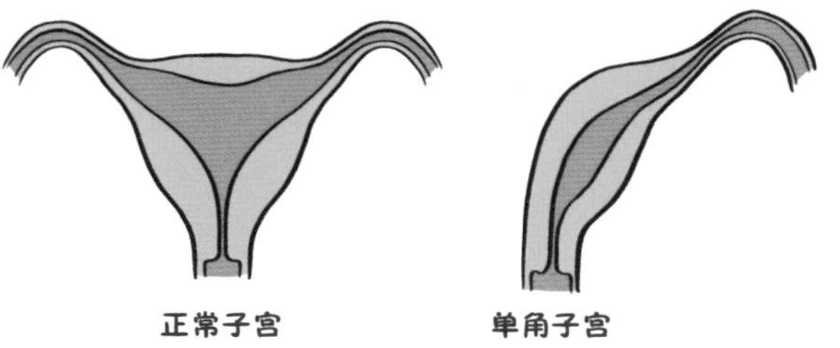

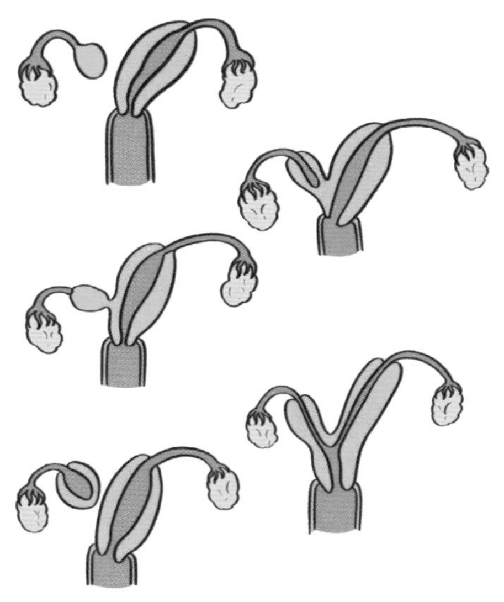

★**孤独型单角子宫：**如果是对侧副中肾管未发育，则会形成孤独型单角子宫。未发育侧的卵巢、输卵管、肾常同时缺如；发育侧宫角表现细长，被称为“香蕉或雪茄烟形”，带有一侧输卵管。单角子宫有子宫内膜，虽然只有一侧卵巢，但一侧卵巢承接了每个月的排卵任务，所以青春期后月经依然可以如期来潮，大部分患者没有什么不适症状。由于宫腔容积减半，房间空间减小，在妊娠期容易发生中晚期流产、早产；如果真的是由于宫腔容积太小导致习惯性流产，目前尚没有可以成功治疗的方法。

★**残角陪伴型单角子宫：**如果对侧副中肾管发育不完

全，未形成管道，将会形成残角子宫，发育正常的一侧形成的单角子宫就有了一个残角子宫陪伴。残角子宫根据有没有内膜、是否和宫腔相通分为几种类型。

有一种类型的残角子宫没有内膜或内膜无功能，对卵巢分泌的雌孕激素无感，纵使旁边的单角子宫每月一次迎接月经，残角子宫也只是静悄悄地在那里观望着。这种残角子宫可能与子宫不相连或者通过纤维带相连，不会引发腹痛，也不会妊娠，所以不需要治疗。

还有一种残角子宫，看着“姨妈”每个月探望单角子宫一次，自己也蠢蠢欲动，长了一些子宫内膜，于是每个月“姨妈”也会顺便探望下残角子宫。但是残角子宫的出路可没有单角子宫好，没有直接与宫颈相连，只能借路单角子宫与宫颈、阴道相通。如果此路通畅，每个月的经血就可以排出体外，经期不会产生明显腹痛；如果此路不通，每个月的经血流不出来，就会引发腹痛。当残角子宫内的血越积越多，就会沿着输卵管逆行流到盆腔，甚至并发子宫内膜异位症，这种情况需要手术切除残角子宫。

除了周期性腹痛，残角子宫还有一个致命的威胁：因为有子宫内膜的存在，受精卵是可以在残角子宫着床的，但是宫腔内的空间实在太小了，无法满足胎宝宝生长发育的需求，所以一般孕 16～20 周时容易发生残角子宫破裂，引发类似输卵管破裂的症状，如果未及时手术，孕妈妈可因失血性休克而死亡。

第Ⅲ类畸形：双子宫。前文介绍到生殖器官的形成依赖于双侧副中肾管的发生、会合和纵隔的吸收，如果双侧副中肾管虽然发生了，形成了左右两套生殖管道，但是左右两侧没有成功会合，各自发育形成两个子宫体、两个宫颈、两个阴道，左右侧子宫各有自己的一套输卵管和卵巢，两侧的子宫体均为单角子宫，这就叫作双子宫。

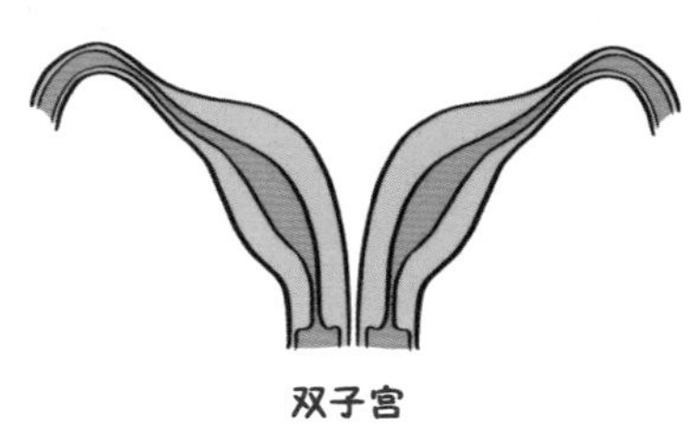
双子宫

因为这是两套独立的生殖管道，两侧卵巢都存在，可以交替排卵，两侧的单角子宫一起迎接月经的到来，经血有独立的排出通路，所以女性通常不会有什么症状，大多数是在妊娠后或者在分娩时偶然发现。毕竟两侧为单角子宫，形态异常、空间狭小，在妊娠晚期胎宝宝的活动受到限制，容易发生胎位异常，并且子宫肌纤维的走行异常，产程中也容易发生不协调性宫缩乏力，增加剖宫产率。在极少见的情况下可以看到两侧子宫同时妊娠，各有一个胎儿，这种情况属双卵受精。

还有一种少见的双子宫，只有一个阴道，或阴道内有一个纵隔，女性可能因阴道纵隔妨碍性交，出现性交困难或性交痛，对于这种情况，需要去医院将阴道纵隔切除。

第Ⅳ类畸形：双角子宫。双角子宫是由于双侧副中肾管融合过程异常导致的，宫底部融合不全呈双角形。正常的子宫底部比较平坦、宽阔，这种类型的子宫底部凹陷或者呈“心形”，宫底中间像增加了一个房梁似的，致使子宫上端呈分叉状，影响了宫腔的正常形态。

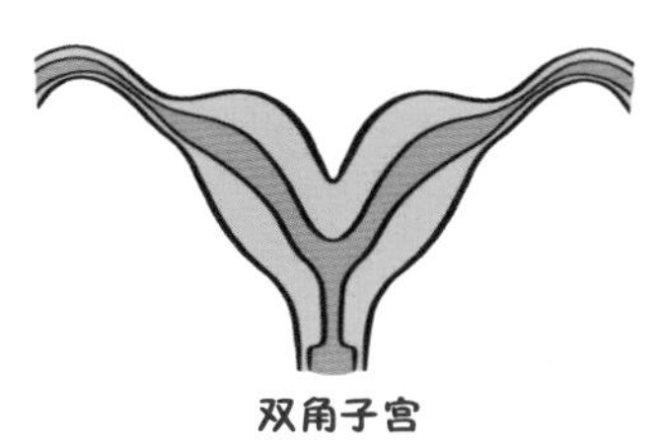
双角子宫

双角子宫的女性在性成熟后月经可以如期而至，只是有时月经量可能偏多；妊娠时容易发生胎位异常，以臀先露居多。大部分双角子宫女性可以顺利妊娠至孕晚期，一般不需要手术矫正子宫形态；但是有一些发育不良、宫腔狭窄的双角子宫女性可能发生妊娠中晚期流产或早产。手术矫正就需要打开两个宫角，然后将其缝合整形为一个宫腔，但这种手术比较困难、创伤也大，手术的成功率和对妊娠结局的改善情况尚缺乏有效的临床证据。

第Ⅴ类畸形：中隔子宫。这种类型的子宫畸形是因为双侧副中肾管完全会合后中间的隔没有被完全吸收，致使子宫中留有一纵隔，就像房间里有一道墙，有的墙将房间一分为二，有的墙只是部分分隔了房间。这种情况发生在子宫发育的晚期阶段，故子宫的外形是正常的。若隔从子宫底至宫颈内口将宫腔完全分为两部分，则为完全中隔；若仅部分隔开

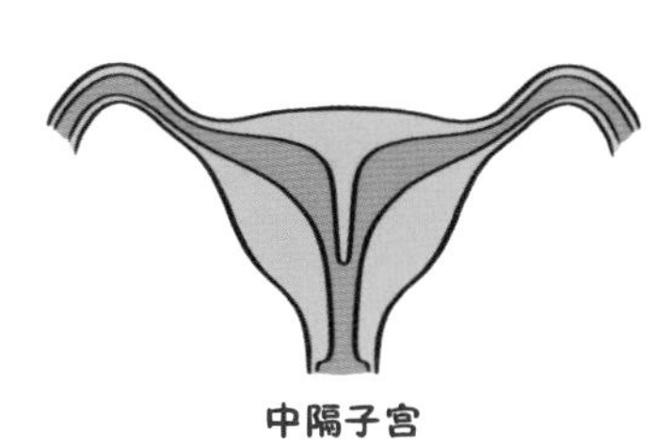
中隔子宫

宫腔，则为不全中隔。完全中隔可把宫颈分成两个部分，甚至延伸至阴道，造成梗阻。

尽管这种畸形的子宫外观形态正常，但是对女性生育能力影响最大，易发生不孕、流产、早产和胎位异常；若胎盘附着在隔上，由于隔上血供比较少，胎盘为了得到足够多的血供，便像树根一样努力向下扎根，进而可能发生胎盘植入或产后隔组织不能有效收缩，进而导致产后出血，胚胎由于得不到足够的营养供应，容易出现流产，产后也容易出现胎盘滞留。

第Ⅵ类畸形：己烯雌酚相关的发育异常。这种因为药物导致的子宫发育异常，是众多种类的子宫发育异常中唯一不会伴随发生泌尿系统畸形的。

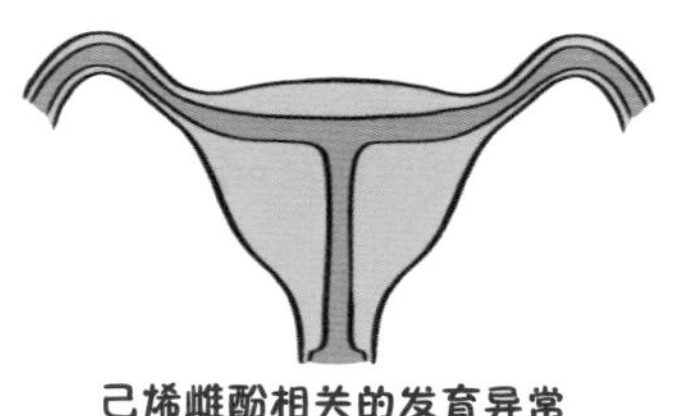

己烯雌酚相关的发育异常

1940—1970 年，己烯雌酚在北美普遍用来治疗习惯性流产、难免流产、糖尿病。200 万～300 万的女性在妊娠期服用了己烯雌酚，诞生了 100 万～150 万个胚胎期暴露于己烯雌酚的后代。妊娠期服用己烯雌酚女性所生育的女宝宝可发生多种多样的子宫畸形和子宫发育不良，最常见的是 T 形子宫；还有一些其他的畸形，包括幼稚子宫和可能被误认为是子宫肌瘤的局限性病变。这些子宫发育异常的女性长大后再妊娠时容易发生自然流产和早产，然而外科手术却无法矫正这种畸形。除了子宫畸形外，胚胎期暴露于己烯雌酚的女性阴道和宫颈肿瘤的发病率也会升高。

阴道闭锁： 前文介绍过，阴道的上 2/3 和下 1/3 形成途径不同；上 2/3 是由双侧副中肾管融合而成，下 1/3 是由泌尿生殖窦发育而成，所以一般阴道闭锁常发生在阴道下段，长 2～3cm，而其上方多正常。这种情况下女性的输卵管、子宫、宫颈、阴道上段是正常的，外阴形态也是正常的。只是到了青春期，随着卵巢功能逐渐成熟，经期会由于经血排出不畅而出现腹痛。这种情况下应该去医院就诊，尽早手术治疗。

处女膜闭锁： 处女膜闭锁的症状和阴道闭锁的症状相似，但是病情较阴道闭锁轻。这类女性的输卵管、子宫、宫颈、阴道发育都是正常的，但是处女膜未形成小孔，而是完全封闭的。经期会由于经血排出不畅而出现腹痛，如果积血比较多，会积聚在阴道内，甚至向上逆行进入输卵管、盆腔内，阴道内大量血块的压迫可出现肛门坠胀感、便秘、小便困难、腰酸等症状。这种情况应该尽早去医院就诊，确诊后尽早手术，通常情况下手术效果非常好。

子宫的今生

子宫经过双侧副中肾管顺利发生、会合、纵隔吸收和继续发育，终于长成了一个前后稍扁的倒置梨形，长 7 ~ 8cm，最宽径约 4cm，厚 2 ~ 3cm 的成熟子宫。

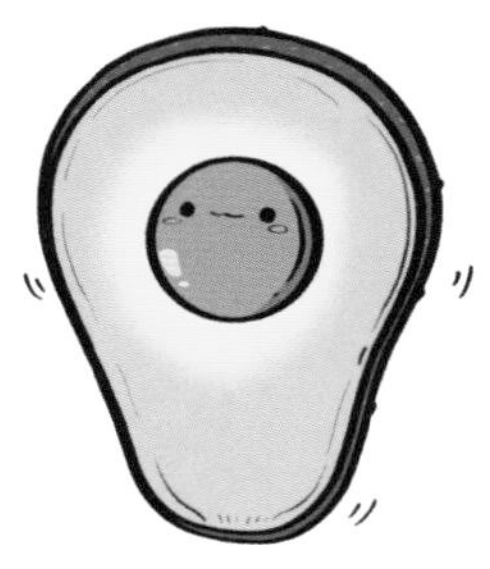

揭开子宫的真面目

麻雀虽小，五脏俱全，别看子宫还没有拳头大，可也是分为子宫底、子宫体、宫颈三部分。子宫底就相当于房顶，宽而圆凸，房顶的两侧角略深，形成一个像小窗户似的小孔，称为输卵管开口。子宫体就相当于是房间，四面围着墙壁，宫颈内口位于子宫体下方，就像是房间的门。宫颈就像是管家，在门口建了一个长约 3cm 的门墩，这可不是一个简单的门墩，这个门墩是由“智能”的肌纤维层层围绕形成的，如果太松的话，则被称为“宫颈功能不全”，容易发生孕晚期流产和早产，需要做手术改善；宫颈功能良好，则会在分娩时消失、扩张，打开胎儿娩出的通路。宫颈上通宫腔，下通阴道，一部分位于阴道内，称为子宫颈阴道部，还有一部分位于阴道上面，被一些软组织覆盖，称为子宫颈阴道上部。

不同阶段子宫的变化

子宫不仅会随着孕周变化而逐渐变大，不同阶段的子宫各部分的比例也是不一样的。

不同阶段子宫的变化 青春期前女性的子宫体比宫颈短，相对而言宫颈更长而粗，宫体和宫颈的比例大概是 1 ：2。

育龄期由于在雌孕激素的周期性作用下子宫迅速发育，壁增厚，宫体和宫颈达到了黄金比例——2 ：1，这是最适合妊娠的比例。

绝经期，由于卵巢功能逐渐衰退，没有了雌孕激素的周期性作用，子宫萎缩变小，壁也变薄，宫体和宫颈的比例变为 1 ：1。

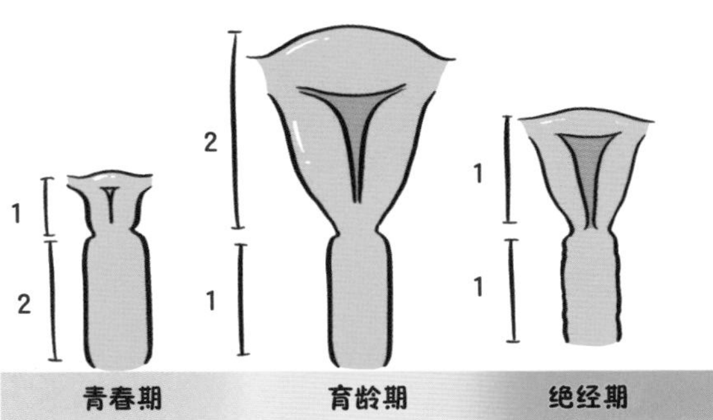

不同孕期子宫的变化 成功妊娠后，女性改变的可不仅是角色和心态，子宫也没闲着，紧锣密鼓一步一步跟着变身。从隐身在盆腔内，看不到，仅在双合诊时可以摸到一个小小的鸭梨大小的质中活物体，到慢慢超出盆腔范围，腹部膨隆，子宫可谓是使出浑身解数，没有一点儿保留。妊娠期子宫提供的不仅是一个随着孕周慢慢增大的“房子”，还有很多奇妙之处。

妊娠期，随着子宫逐渐增大，宫底逐渐升高、腹围逐渐增大。医生习惯用子宫底高度和腹围来描述子宫大小，进而粗略估计胎儿的大小和孕周是否相符。不过子宫可不是随性地盲目增大，而是与胎儿的大小、数目以及羊水量、胎盘位置息息相关。不同孕周子宫底的增长速度不同，妊娠 20～24 周时增长速度较快，平均每周增长 1.6cm，至妊娠 36～39^{+6} 周时，增长速度逐渐减慢，每周平均增长 0.25cm。不过可不要认为孕

40 周时宫底位置最高，事实上子宫高度在妊娠 36 周时最高，足月以后由于胎先露入盆，子宫高度会略下降，孕妈妈会有轻快感，这是先兆临产的表现之一。

宫高和腹围的测量方法

孕妈妈排尿后仰卧在床上，头部稍垫高，露出腹部。用一个软尺，绕肚脐一周，这个长度就是腹围。之后孕妈妈双腿略屈曲，稍分开，从耻骨联合上方到宫底的长度就是宫底高度。

上面的测量方法有点儿复杂，其实还有一个简单的自测方法。孕妈妈平躺后，可触及下腹有一个略硬的圆圆的肿物，这就是子宫，可以手测子宫最高的位置到肚脐之间的距离，即宫底高度，对照下表判断自己的宫底高度是不是在正常范围。

宫底高度与孕周之间的关系

孕周数	手测	尺测 /cm
12 周末	耻骨联合上 2 ～ 3 横指	
16 周末	脐耻之间	
20 周末	脐下 1 横指	18（15.3 ～ 21.4）
24 周末	脐上 1 横指	24（22 ～ 25.1）
28 周末	脐上 3 横指	26（22.4 ～ 29.0）
32 周末	脐与剑突之间	29（25.3 ～ 32.0）
36 周末	剑突下 2 横指	32（29.8 ～ 34.5）
40 周末	脐与剑突之间或略高	33（30.0 ～ 35.3）

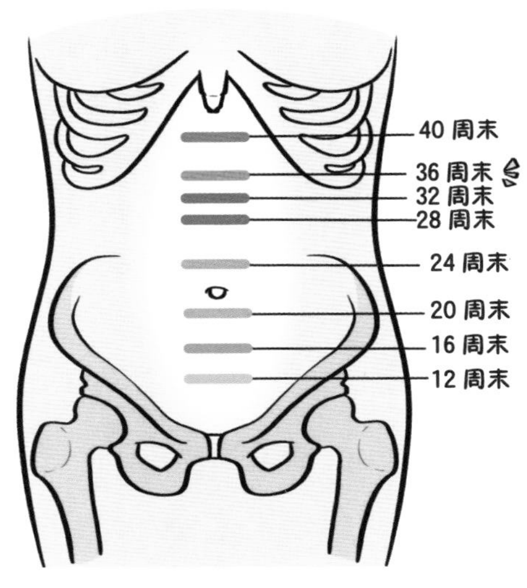

妊娠期子宫肌细胞肥大、延长，可以由非孕时长 20μm、宽 2μm，变成妊娠足月时长 500μm、宽 10μm，细胞质内充满了功能蛋白质。子宫除了增大，肌壁也逐渐增厚，由非孕时厚约 1cm，变成孕中期厚 2.0 ~ 2.5cm，妊娠末期随着子宫的拉伸厚度又变成了 1.0 ~ 1.5cm。子宫各部位增长速度是有区别的，宫底是动力的源泉，胎儿出生的力量全靠宫底，所以宫底的增长速度是最快的，越往下增长速度越慢，这种改变主要是为了临产后子宫收缩力由宫底向下逐渐递减，进而有利于胎儿的娩出。

虽然妊娠期子宫 80% ~ 85% 的血液供应给了胎盘，但是近水楼台先得月，子宫肌层本身的血供也较非孕期明显增加，所以这时子宫肌层的营养非常丰富，为肌细胞的增大和营养储备奠定了物质基础。

子宫如何“坐月子”：宝宝分娩后子宫就要重新“隐身”到小小的盆腔中休养生息。

子宫“坐月子”比较讲究，4 周可是不够的，通常时间是 6 周。在这 6 周里，为了恢复到孕前状态，子宫开始了“瘦身计划”。在此期间子宫肌细胞质在妊娠期增加的蛋白质被分解排出，进而细胞质减少、肌细胞缩小。随着子宫肌细胞质中蛋白质被排出，子宫肌纤维不断缩小。一般产后当日子宫底就降至平脐或脐下 1 指水平，产后第一日由于宫颈外口升至坐骨棘水平，宫底还会稍上升至平脐水平，以后基本按照每日

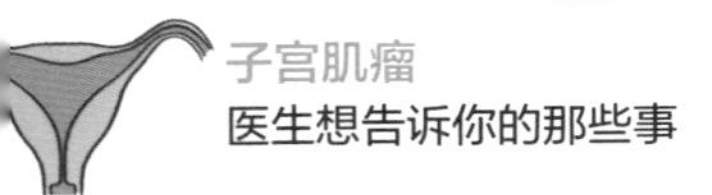

1～2cm 的速度下降。产后 1 周子宫缩小至妊娠 12 周大小，这时在耻骨联合上可触及子宫底；产后 10 日子宫降至骨盆腔内，这时在耻骨联合上就摸不到子宫了；一直到产后 6 周恢复至妊娠前的大小，新手妈妈可以按照这个标准自查下子宫的恢复情况。

子宫重量也在逐渐减少，这是一个循序渐进的过程。一般分娩刚结束时子宫重量为 1 000g；产后 1 周时子宫的重量可以减少至之前的一半，约 500g；产后 2 周时子宫重量约 300g；产后 6 周时子宫终于恢复到孕前的重量——50～70g。只需要 6 周的时间，子宫就恢复到了孕前的大小和重量，可谓是效率极高。

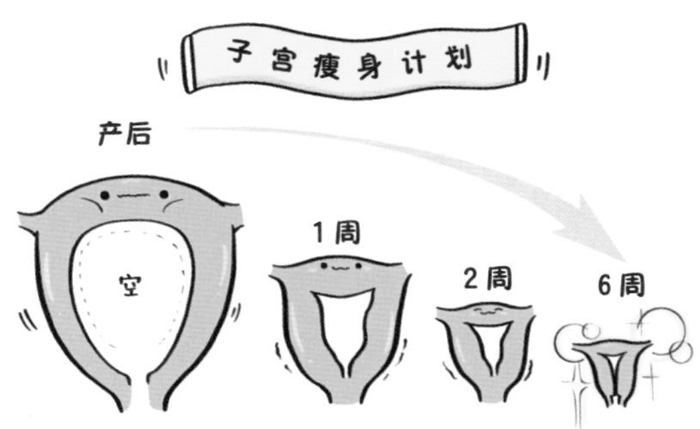

除了子宫体，宫颈也没有闲着，宫颈也要从产后肥肥大大像袖口似的样子变成非孕期修身狭长的样子。一般在产后 2～3 日，宫口还没有完全闭合，可以容纳 2 指；产后 1 周后，

宫颈内口就关闭了，宫颈管也初步恢复到了原来的样子，又有了一定的抵御外界病菌的能力，但要想完全恢复到孕前的形态，需要等到产后 4 周时。

如果分娩后子宫的“瘦身计划”被耽搁，不停地排出混有血的恶露，且伴有持续腹痛，女性朋友就应怀疑自己是否患上了子宫复旧不全。阻碍子宫“瘦身计划”的小坏蛋都是谁呢？一般可以从下面的团伙中逐一排查：胎膜或胎盘残留在宫腔内、子宫内膜炎、子宫肌炎或者剖宫产术后子宫切口裂开，以及产后由于伤口疼痛没有及时排出的大、小便也会影响子宫的恢复。

此外，还有一个漏网之鱼——子宫肌瘤。子宫肌瘤是实性包块，具有一定体积，把子宫体积的基数增大了，产褥期子宫缩小，血供减少，子宫肌瘤容易发生缺血坏死，进而继发感染，影响子宫复旧；还有一个原因就是特别大或者数量特别多的子宫肌瘤会影响子宫肌细胞的收缩，导致子宫肌纤维不能如期缩小。

百变子宫的法宝是什么

是什么让子宫可以一会儿变大，一会儿缩小，且来看看子宫的组成吧。

子宫由三层组成，主要包括外层的浆膜层，就像水果的皮，为脏腹膜；中层为强厚的肌层，像肥厚的果肉，由平滑肌组成；内层为黏膜，称为子宫内膜。

子宫内膜层 子宫变大变小功能的实现和顺势而为的子宫内膜密不可分。

非孕期子宫内膜：在卵巢分泌的雌激素、孕激素的作用下，子宫内膜发生周期性增长、变得弯曲、肥厚、剥脱出血，实现了周期性月经复潮。

妊娠期子宫内膜：受精卵着床后，子宫内膜开始为胎宝宝的发育做物质准备，在增多的雌激素、孕激素的帮助下，子宫内膜腺体增大，腺上皮细胞内糖原增加，细胞肥大，血管也开始增粗、血运丰富，子宫内膜的这种改变被称为蜕膜样变。根据小胚胎是否着床，子宫内膜可以分为底蜕膜、包蜕膜和真蜕膜。底蜕膜指的是胚胎扎根位置的蜕膜，这部分蜕膜以后可以变为胎盘的一部分；包蜕膜指的是包绕在胚胎表现的蜕膜，可随着胚胎的发育慢慢长大，就像保护胚胎的金纱罩；真蜕膜指的是底蜕膜以外的覆盖子宫内膜位置的蜕膜，随着胚胎的增大，包蜕膜和真蜕膜越来越近，最后融为一体。

产后子宫内膜：产后胎盘、胎膜排出体外，留下了蜕膜层也开始发生了翻天覆地的变化。首先是位于宫腔表面的蜕膜层，经过和胎盘、胎膜十个月的朝夕相处，难舍难分，最终以恶露的形式自阴道排出。接近肌层的蜕膜层，是非孕期子宫内膜的基底层，是维护子宫最后一道防线的战队，在位于宫腔表面的蜕膜层离开后，开始有条不紊地组织子宫内膜的修复、重建，一般在产后第 3 周，除胎盘附着部位外，宫腔表面的新生内膜就形成了；产后第 6 周，包括胎盘附着面的新生子宫内膜也形成了。就这样，子宫内膜结构的重新组合完成，为月经的复潮或者再次妊娠奠定了物质基础。

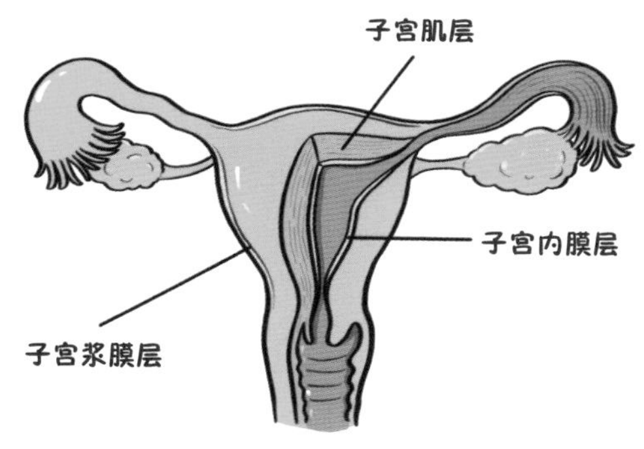

子宫肌层 可屈可伸、可大可小的子宫肌层由大量平滑肌组织、少量弹力纤维与胶原纤维组成。细细数来，按照肌纤维的走向，子宫肌层可分为三层：内层肌纤维环形排列，痉挛性收缩可形成子宫收缩环；中层肌纤维交叉排列，在血管周围以“8”字形环绕血管，收缩时可压迫血管，有效抑制子宫出血；外层肌纤维纵行排列，极薄，是子宫收缩的起始点。

子宫浆膜层 时刻覆盖在子宫外面，作为一层纱衣保护

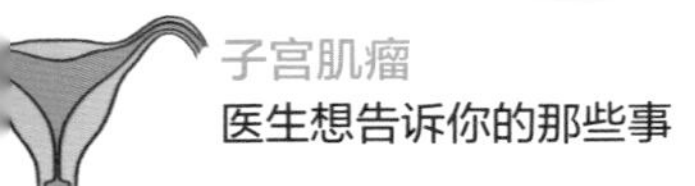

子宫，同时帮助子宫和相邻各脏器打交道的是子宫浆膜层，也就是覆盖宫底部及子宫前后面的脏腹膜。在子宫前面，近子宫峡部的腹膜向前翻折覆盖膀胱，形成膀胱子宫陷凹；在子宫后面，腹膜沿子宫壁向下，至子宫颈后方至阴道后穹窿再折向直肠，形成直肠子宫陷凹（也被称为道格拉斯陷凹），是女性盆腔的最低点。

物质基础决定上层建筑，就是因为子宫具有随和的子宫浆膜层、强大的子宫肌层和百变的子宫内膜层，才让子宫能够随经期、孕期以及产后的需要而发生变化。

第二章

子宫秘事

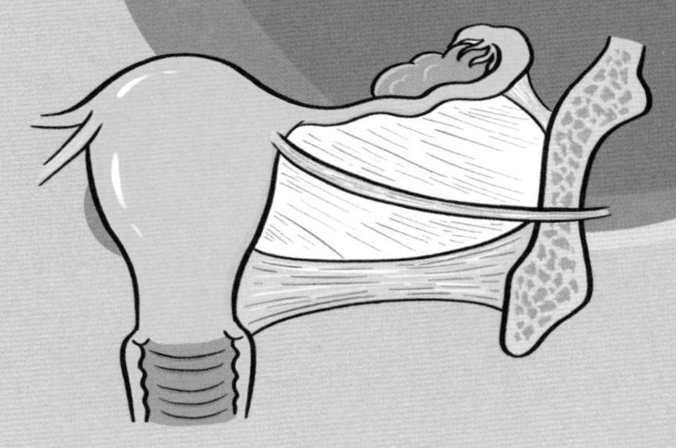

在前文，我们逐渐揭开了子宫的神秘面纱，了解了子宫的前世今生，接下来我们将继续走进子宫的世界，了解她的外观、认识她的同伴、寻找她的趣事。

子宫的家

子宫作为内生殖器官，长在女性的肚子里，很少有人能直视她的真面目，那么子宫究竟长成什么样子，居住的环境又是怎样的？在这里，我们将一探究竟。

朱丹溪曾言："阴阳交媾，胎孕乃凝，所藏之处，名曰子宫，一系在下，上有两歧，中分为二，形如合钵，一达于左，一达于右。"通过这句话，我们可以了解到子宫是一个倒置的三角形，内为中空，向下的部分称为宫颈，其上角处左右各有一条输卵管，向两侧延伸。朱丹溪的话还暗示子宫作为胎儿的宫殿，是生命延续的开始。

子宫温暖的家

子宫作为"温暖之乡"，不仅每月迎接"姨妈"的报到，还承担着延续生命的重担，那子宫的家在哪里？

子宫的家位于女性的盆腔，简单来说就在女性肚脐下方，肚子中央。子宫前方住着膀胱、后方住着直肠、下方住着阴道，子宫的两侧还有输卵管和卵巢的陪伴。在非孕状态下，从体外摸不到子宫，只能摸到子宫住的城堡外壁——骨盆，骨盆是由骶骨、尾骨和髋骨组成，这些骨头可不是独立的，它们通过关节和韧带连接在一起，组成了保护子宫的铜墙铁壁。非孕状态的子宫，就安安分分地待在这个城堡里，默默地执行任务。

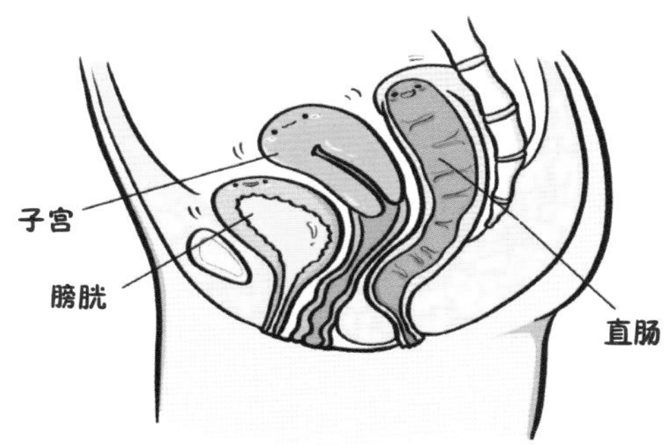

一般情况下，子宫呈一个稍向前弯曲的姿态，前壁俯卧于膀胱上，与阴道几乎成直角，位置可随膀胱直肠充盈程度的不同而改变，当膀胱充盈时，成人子宫的正常位置呈轻度前倾前屈位。

子宫的形态

非孕状态下子宫的大小一般像成年人拳头那么大，长 7 ~ 8cm，宽 4 ~ 5cm，厚 2 ~ 3cm，但是随着年龄及生育阶段的不同，或者出现了病变，子宫的大小会出现明显改变。从外观看，人为将子宫分为底、体与颈三个部分。

子宫底 相对而言，宫底平坦，构成了三角形的底边，也就是子宫的房顶，不过这个房顶可不是长方形的，而是一个曲面，曲面的两侧角逐渐变深，形成了两个小窗户，也就是输卵管开口处。子宫的房顶是整个墙壁中最厚的部分，妊娠期子宫逐渐增大，为了让胎宝宝有足够的发育空间，房顶也逐渐增高，最高点位于房顶的中间，也就是人体纵轴线上，所谓的宫底高度，就是指耻骨联合上方到这个位置的长度，是孕期检测胎儿生长速度需要测量的重要指标之一。

子宫颈 子宫颈相当于子宫的“门”，这个“门”可不简单，它呈圆柱状，长 2.5～4cm，可以随意开关。圆柱的中间留着一个狭小的通道，让每个月的经血排出体外。别看通道很狭窄，孕足月的胎宝宝也是可以通过这个通道出来的，这就是人体的神奇之处。

这个神奇的“门”是由什么组成的呢？主要是致密的纤维结缔组织，这个组织可以和雌激素、孕激素配合得非常好，在非孕期是硬硬的，只有经血和精子可以通过；到了孕期，如果分娩还未发动，也是硬硬的，“门”关得紧紧的，仅允许宫腔或颈管的分泌物排出，站好了保护胎宝宝的最后一岗，默默承受着胎宝宝给它的压力，不会让胎宝宝掉下来；如果分娩要发动，“门”就会变得软软的，然后慢慢变短、扩张，直到扩张至 10cm 那么宽，足以让足月胎宝宝通过。

这个神奇的“门”很脆弱，容易受到一种叫作 HPV 的病毒侵袭。由于宫颈受到阴道酸性环境的影响，内层覆盖着的腺上皮可变为鳞状上皮，从而形成转化区，这个区域最容易受到 HPV 的侵袭，发生异型增生和恶变，也是宫颈癌筛查时重点关注的区域。

子宫体 在子宫底与子宫颈之间的部分为子宫体，也就是子宫的主体部分，相当于房间四周的墙壁；其内中空的腔隙称为子宫腔，相当于房间的空间，上方两角和子宫的房顶共同组成“子宫角”，在这里有两扇小“窗户”，也就是前文说到的输卵管开口，分别连接着输卵管。宫腔为倒三角形，非孕期正常情况下容量为 5mL，在孕期中，宫腔容量会不断增加，到孕晚期甚至可以达到 5 000mL 左右，这里是子宫发挥功能最重要的部分。

在子宫颈上端与子宫体相连处，还有一个特殊结构，称为子宫峡部，在非孕期长约 1cm，这个子宫峡部和神奇的宫颈一样多变，在孕期，可以逐渐伸展变长，形成子宫下段；到孕晚期，可以延长至 7 ~ 11cm，在变长的同时也逐渐变薄，让胎宝宝有了足够的生长空间。剖宫产手术是在这个部位进行的，因为这里的肌层相对比较薄，利于术后恢复。胎儿娩出后子宫峡部就从 7 ~ 11cm 迅速变短，一直到产后 6 周变回非孕期的样子。

子宫的颜色

子宫就像一个待出嫁的姑娘，薄薄的皮肤（浆膜层）、曼妙的身姿（子宫肌层轮廓）、肉粉粉的肤色。如果子宫身姿或肤色突然发生变化，可能就是子宫向人体发出了警报，预示着子宫可能出现病变。由于隔着肚子，我们没有办法及时观察到子宫状态的改变，这就提示我们需要定期进行查体，借助妇科检查、超声、磁共振等方法及时了解子宫的变化。

子宫的伙伴

卵巢——女性美丽的源泉

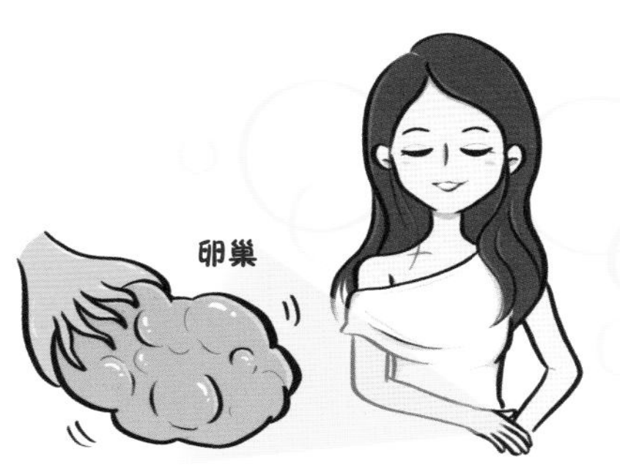

提起子宫的伙伴，首先想到的必然是卵巢，她是女性的生命之源，是女性的性腺器官，子宫和卵巢不仅在解剖结构上紧密相连，在功能上也密不可分。

卵巢位于盆腔之内，外表呈椭圆形，灰白色，无腹膜覆盖，相对比较扁，左右各一，在女性还是一个胎宝宝时，卵巢就先于子宫形成，通过一个叫作“卵巢固有韧带”的“腰带”和子宫连在一起，悬挂在子宫的侧后面，主要有生殖和内分泌功能。别看卵巢大小只有 4cm × 3cm × 1cm、重量只有 5 ~ 6g，却蕴藏了深厚的能量。前文提到卵子在胎儿期就开始生长发育，到出生时女性体内已经有约 200 万个处于不同早期发育阶段的卵泡，经过层层筛选、优胜劣汰，到了青春期这一数目只剩下约 30 万个。可这远远没有结束，想要成为卵佳人的生殖细胞一定是质量最优、气质最佳的，所以别看卵巢的个头小，统筹规划能力却极强，要求极高，仅剩下的 30 万个生殖细胞，只有 400 ~ 500 个才能满足要求，发育成熟并排出，仅占总数的 0.1% 左右，其余的全部被淘汰了。

不同年龄阶段，卵巢的外观是不同的，就像女性的皮肤一样，随着年龄增长，会慢慢变化，青春期之前皮肤光滑，卵巢也是一样，因为还没有排卵，所以卵巢的表现是光滑的；到了青春期后，随着雌激素、孕激素的分泌，女性脸上会出现痘痘，卵巢也一样，只是卵巢的“痘印”是排卵造成的，每排一次卵，卵巢的表面就会留下一点儿痕迹，或深或浅，或大或小，卵巢表面会慢慢变得粗糙，这也是成长的印记；到了绝经期，由于功能衰退，卵巢本身会出现缩小、变硬的情况，不再周期性分泌雌激素和孕激素，也不再出现排卵。

卵巢除了具有生殖功能外，还具有维持女性内分泌系统平衡的作用，由于能分泌激素，故而具有保持女性第二性征及正常生理代谢的作用。这些激素包括雌激素、孕激素及雄激素。

总之，女性容颜年轻，精神焕发，与卵巢功能密不可分。卵巢分泌雌激素、孕激素，在雌孕激素的作用下，女性的乳房、子宫等生殖器官逐渐发育，并促使月经来潮。因此只要卵巢功能正常，即使摘除了子宫，仍然可以维持女性特有的特征。

输卵管——精子、卵子的美丽相遇

“输卵管”这个名字女性都非常熟悉，甚至认为它比卵巢更重要。在现实生活中，“输卵管不通”“输卵管积水”“宫外孕”都和输卵管有关，严重阻碍了女性的生娃大计。输卵管到底长什么样子？

如果将子宫比喻为一个漂亮的姑娘，输卵管就是姑娘张开的双侧手臂，总长度约 10cm，直径约 5mm。与身体紧密相连，潜行于身体内的部分叫作间质部，与宫腔相通，管腔开始大致是向上、向外偏斜，总长度约 1cm，也是输卵管管腔最窄的部分；顺着输卵管间质部继续往外走，管腔之路越来越窄，越来越直，这就到了输卵管峡部，输卵管峡部的总长度为 2～3cm，肌壁较厚，管腔直径为 2～3mm；顺着峡部继续往外走，管腔之路就变得宽大弯曲，内壁有丰富的皱襞，这就是输卵管壶腹部，总长度为 5～8cm，管壁比较薄，这是卵佳人和精才子的约会地点，如果二者结合后没有如期继续前行，就容易在这个位置安家，所以这里是最容易发生宫外孕的部位；从壶腹部继续往外走，就到了输卵管的最末端，也就是伞端，和我们的手很像，把手掌张开，像极了伞端的指状突起，增加了输卵管末端的表面积，当卵细胞从卵巢排出后，输卵管伞部就把它抓进输卵管里。在输卵管肌层收缩和内层黏膜层纤毛细胞摆动的共同努力下，把卵佳人输送到输卵管壶腹部，然后和等待在这里的精才子相遇，经过一番物理和化学反应，就完成了受精，结合为一个细胞，称为“受精卵”。这时输卵管的任务还没有结束，输卵管肌层继续有节奏地收缩、纤毛细胞继续有节律地摆动，小心翼翼地帮助受精卵逐渐向宫腔方向移动，在受精后 4 ~ 5 天到达宫腔，经过一系列变化，埋入子宫内膜，着床并继续发育成胎儿和胎盘。

子宫的左膀右臂

大家一定很奇怪，我们每天都不停运动，参与各种体育训练，子宫是如何保持在正常位置，而不是随着运动从阴道里面掉出来呢？子宫想要维持正常的位置离不开“小团队”的帮助，主要是子宫韧带及盆底肌和筋膜的支托。如果这些结构发生功能障碍，子宫真的可以通过阴道掉下来，出现子宫脱垂。由此可见，只有诸多组织共同努力，才能维持子宫处于正常位置，下面，我们就来了解一下子宫的“固定装置”。

子宫的“固定装置”是由 4 组韧带组成的，分别是子宫圆韧带、子宫阔韧带、子宫主韧带和子宫骶韧带。子宫圆韧带和子宫骶韧带维持子宫前倾位置，子宫阔韧带限制子宫向两侧倾

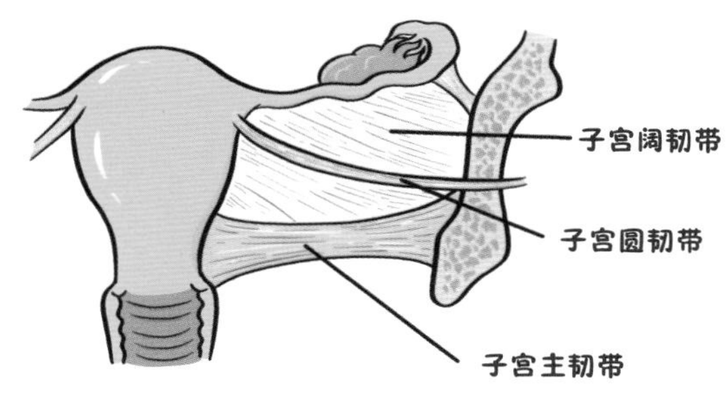

斜，子宫主韧带固定宫颈位置，防止子宫下垂。这 4 组韧带将子宫牢牢固定在盆腔内。

子宫圆韧带

分别起自两侧的子宫角，左右侧各一根，像子宫的两条小辫子，这两条小辫子起始于输卵管附着部的前下方，呈圆索状，是由平滑肌和结缔组织构成，长 12 ~ 14cm。在子宫阔韧带前叶的掩护下向盆侧壁潜行，越过髂外血管至腹壁下动脉外侧，经深环入腹股沟管，出浅环附着于阴阜及大阴唇皮下。根据这两条小辫子的走行可以看出，它们主要起到了维持子宫前倾的作用。

子宫阔韧带

如果把输卵管比喻成子宫的两条手臂，那么子宫阔韧带就像是给子宫穿上了一件蝙蝠衫。蝙蝠衫位于子宫前后壁的部分构成了子宫的浆膜层，位于子宫两侧呈翼状的双层膜状结构构成了子宫的阔韧带，一直延伸到两侧盆壁。这件蝙蝠衫上达输卵管，下达子宫颈，极具弹性和韧性，在子宫的两侧平衡牵拉，可以让子宫维持在居中位置，限制子宫向两侧随意移动。不过子宫的这件蝙蝠衫前后叶之间充填的可不是空气，而是血管、神经、淋巴管和大量的疏松结缔组织，在医学上被称为“宫旁组织”。

子宫主韧带

子宫主韧带在防止子宫下垂方面起到了主要作用。为什么子宫主韧带有超出子宫圆韧带、子宫阔韧带的作用呢？首先和子宫主韧带的位置密切相关，子宫主韧带相当于子宫的腰带，只是这条腰带可不是简单绕子宫一周，也并非位于子宫的“腰部”，而是位于子宫的下段，相当于子宫阔韧带基底部，从子宫的下段、宫颈处伸出两个强有力的韧带，把子宫颈和两侧盆壁拉在一起，呈扇形，主要起到固定子宫颈的作用，让子宫颈维持在坐骨棘平面以上。子宫主韧带主要由结缔组织和平滑肌纤维构成。如果子宫主韧带出现损伤、牵拉，导致松弛，容易引起子宫脱垂。

子宫骶韧带

顾名思义，子宫骶韧带就是子宫和骶骨间的韧带，相当于子宫的尾巴，是在子宫左右侧的屁股分别伸出一条尾巴，把它和骶骨连在一起。女性朋友可以脑补一下：屁股上伸出来一条韧带，由于重力的作用，腰和脑袋就会往前倾，子宫骶韧带就是起到了这种作用，维持子宫上半部分的前倾位置，又限制了子宫下半部分过度前移。子宫骶韧带和前面提到的韧带不同，里面不仅有平滑肌和结缔组织，还有支配膀胱的神经，如果子宫骶韧带受到损伤，就会引起小便困难。

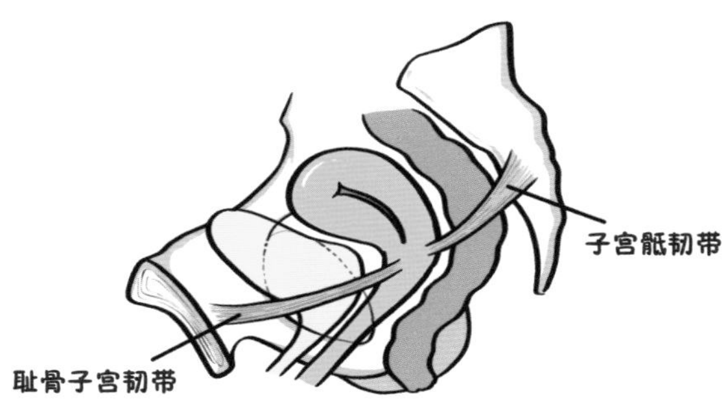

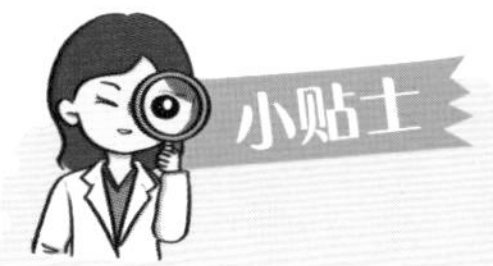

耻骨子宫韧带

现在有了小辫子让子宫低头；有了腰带让子宫不要左右摇摆；有了两条小尾巴，让子宫撅撅小屁股。按照力的平衡理论，前面少了一个力量，这时耻骨子宫韧带就隆重出场了。耻骨子宫韧带长在子宫的小尾巴对面，从子宫颈前面出发，向前呈弓形绕过膀胱外侧，到达耻骨盆面，由结缔组织构成，形成膀胱子宫壁，像是一把手从前面拉住子宫颈，从而限制了子宫在尾巴的牵拉下过度后倾后屈。

子宫的邻居

子宫可不是一个孤独的存在，除了输卵管、卵巢这些小伙伴以及帮助稳住重心的韧带外，还有膀胱、直肠这两个邻居的前呼后拥。膀胱、直肠大家都非常熟悉，一个相当于尿囊、一个相当于粪囊，分别承担着暂时储存尿液和粪便的任务。

正常状态下，子宫呈前驱前倾状态，也就是说子宫的屁股往后撅着顶着直肠，上半身前倾，趴在膀胱上。所谓“城门失火殃及池鱼”，这样的位置关系就会让膀胱和直肠不可避免地受到子宫病变的侵袭。如果子宫肌瘤长在了子宫的前壁，往前突，侵占了膀胱的部分地盘，膀胱容量就会变小，会出现尿频症状；如果子宫肌瘤长在了子宫的后壁，往后突，侵占了直肠的地盘，会出现便秘症状。

大家都知道，膀胱上面连接的是两侧输尿管，膀胱下面连接的是尿道；如果子宫肌瘤长在了子宫阔韧带上，这个位置可是输尿管穿行进入膀胱的隧道，就可能压迫输尿管，导致肾脏产生的尿液没有办法通过输尿管到达膀胱，引发肾积水；如果子宫肌瘤的位置再低一点，压迫尿道，就会出现小便困难、尿潴留的症状。以上这些症状都是子宫肌瘤的压迫症状，需要手术解决。

子宫的功能

子宫常被誉为“胎儿的宫殿”“月经的故乡”，是女性孕育生命和排出月经的重要部位。承载着人类传宗接代的重大使命，也是女性区别于男性很重要的特征之一，是女性的特有器官。

在了解了子宫的基本形态、结构、位置之后，下面我们一起了解一下子宫的功能是如何实现的。

下丘脑－垂体－卵巢轴

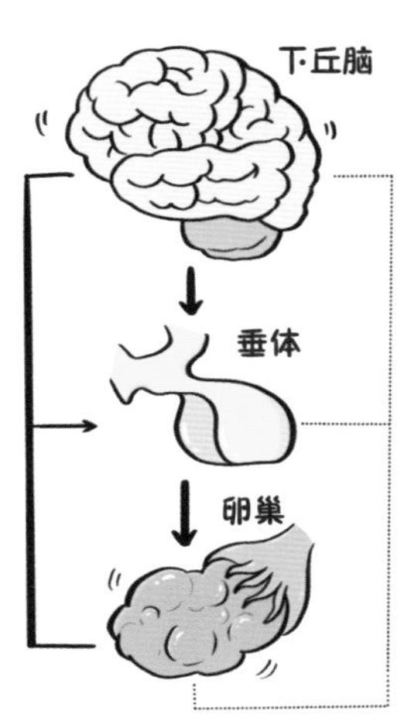

谈到子宫的功能，不得不提到女性体内存在的一个重要的轴——女性生殖内分泌轴。实际上，女性一生中各生理时期的出现和结束，以及女性生育功能正常与否，均受到身体激素的精确调节。调节上述过程的系统被称为“女性生殖内分泌轴”它由下丘脑、垂体、卵巢组成。

下丘脑 下丘脑位于大脑底部，是一个重要的信息接收站，接收身体各处的基础信息后进行综合分析，然后发放指令。别看下丘脑很小，但是可以接收来自身体很多神经的冲动信号，所以被称为“内分泌系统和神经系统的中心”。它的大部分指令是通过合成一种叫作“激素”的物质实现的。激素就像是一只小小的信鸽，将下丘脑发出的指令传递到垂体，然后垂体再进一步分配任务。

下丘脑的直接上司是大脑皮质，下丘脑的活动受到大脑皮质的影响，所以当有的女性精神压力大、过度疲劳时，大脑皮质就会处在疲劳混沌状态，影响下丘脑的激素释放功能，进而出现月经紊乱。除此之外，下丘脑可不是一个专横不讲人情的司令官，除了收集信号后发送指令外，也会接收下级部门（垂体、卵巢）的反馈，如果下级部门产量过剩，下丘脑收集到过剩的信号，会及时减少增量生产指令的发放。

垂体 垂体位于大脑底部，长在下丘脑的下部，呈卵圆形，是身体内最复杂的内分泌腺。小小的垂体分区协作，根据功能的不同，在垂体的中间放了一个隔板，前面称为前叶（腺垂体），后面称为后叶（神经垂体）。指挥女性体内内分泌系统的就是垂体前叶。话说下丘脑分泌的促进垂体工作的激素（促性腺激素释放激素）轻车熟路地经过门脉系统到达垂体前叶，垂体前叶收到指令后就会分泌促进卵巢工作的激素（促性腺激素），主要是卵泡刺激素和黄体生成素，卵泡刺激素可以促进女性卵泡的发育，黄体生成素可以促进女性排卵和黄体形成，由此可见，垂体在促进卵巢成熟和排卵方面发挥着重要作用。

垂体在女性的内分泌系统中起到了承上启下的作用，接收下丘脑的指令，经过加工后再向卵巢传达指令；当然也可以收到卵巢的反馈，如果探测到卵巢产量过剩，除了减少向卵巢发送指令外，还会反馈到下丘脑。

卵巢 卵巢是女性的性腺，在女性生殖内分泌轴中，卵巢是垂体所分泌激素的“靶器官”，在下丘脑和垂体的控制下，分泌雌激素、孕激素及少量雄激素，维持女性的生理功能，控制女性的月经来潮。雌激素和孕激素除了作用在全身，还可以作用在子宫内膜，使子宫内膜发生周期性变化，从而有了月经的周期性到访。

雌激素、孕激素和雄激素

雌激素 雌激素是卵巢麾下的一大战神，从女性进入青春期后，卵巢便开始持续分泌雌性激素，雌性激素的分泌量因时而异，是维持女性特征的主要激素。雌激素对人体内的多个器官组织具有重要作用，女性的生理功能更是离不开它。内到子宫、输卵管，外到皮肤、黏膜，都在雌激素的“管理”下和谐相处。

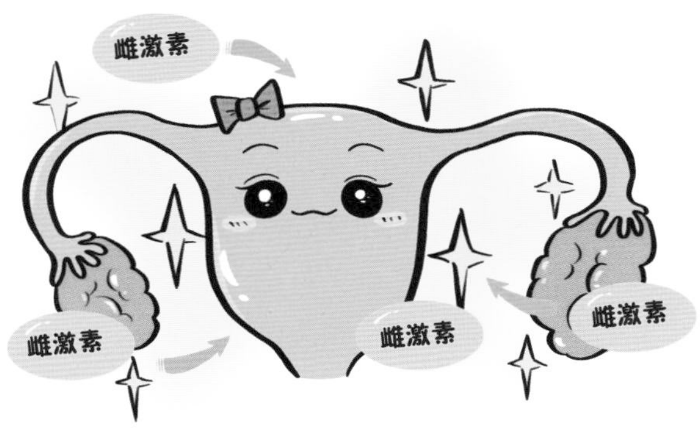

雌激素的主战场是子宫，在雌激素的大力支持下，子宫肌细胞可以增生、肥大，子宫肌壁增厚、血流增加，子宫内膜腺体和间质得以增生、修复。这正是子宫的“第二春”。在青春期前，子宫虽然具备雏形，但是体积偏小，内膜功能也不完善，在雌激素的作用下，女性才慢慢散发出女性气息，足以维持妊娠的需求。除子宫外，宫颈也属于雌激素的管理范围，雌激素可以使宫颈松弛、扩张，使宫颈黏液分泌增加，变得稀薄、透明且富有弹性，易拉成丝，拉丝度可达 10cm 以上，使精子的穿透阻力变小，使女性更容易受孕。

雌激素可是一个事无巨细、操足了心的战神，为顺利妊娠扫除一切障碍。除了减少道路阻力外，还未雨绸缪地使输卵管黏膜上皮纤毛细胞生长、体积增大，非纤毛细胞分泌增加，为卵子的到来提供运输和种植前的营养物质。雌激素还可以提升输卵管肌层节律性收缩的振幅和输卵管腔内纤毛的生长、摆动，从而帮助受精卵顺利到达宫腔。

雌激素在阴道这个小江湖中，也有着至高无上的权利。雌激素可使阴道鳞状上皮增厚，并增加糖原含量，糖原在乳杆菌的作用下变为乳酸，维持阴道正常酸性环境。此外，雌激素还可以维持阴道黏膜的免疫功能。在雌激素的治理下，乳杆菌和其他多种微生物互相制约，达到动态平衡，维持阴道的安宁。如果雌激素分泌量减少、地位不稳，其他各路“英豪”伺机而动，阴道就将不得安宁，进而就诱发阴道炎。

雌激素绝不虚称为“生命之光、力量之源”，确实能够帮助皮肤保持水分，促进皮肤新陈代谢及血液循环，使皮肤变得柔嫩、细致，尽显青春靓丽的风姿。除此之外，雌激素可以将脂肪选择性地集中在乳房、大腿、臀部，以此让女性的身材优美且富有曲线；使乳腺增生，产生乳房、乳晕，产生并维持女性的第二性征。雌激素还可以促进水钠潴留，促进肝脏合成“好”的脂肪（高密度脂蛋白），抑制肝脏合成“坏”的脂肪（低密度脂蛋白），降低循环中胆固醇水平，维持和促进骨基质代谢。

孕激素 孕激素是另一种女性的重要激素，是卵巢的第二大战神，通常是在雌激素作用的基础上发挥效应，在两员大将的默契配合下，女性的各项身体功能才能正常运转，月经才能如期来访。这两员大将的合作方法有点儿奇怪，不像别的搭档共同进退，而是专门唱“反调”，孕激素应该是怕雌激素的滋润作用过了头，于是起到了相反的作用。

前文已经介绍了雌激素让子宫肌细胞增生、肥大，同时促进子宫内膜层变厚，可这个变化是有限度的。在月经的第 14 天，孕激素对于子宫内膜起到了锦上添花的作用，让子宫内膜进一步变厚，但不是硬邦邦地变厚了，而是从量变飞跃到质变，子宫内膜在孕激素的作用下变得松软适宜，血管也更丰富，适合受精卵着床、植入。如果受精卵真的植入了，孕激素将再次大显神通，降低子宫平滑肌的兴奋性及对缩宫素的敏感性，抑制子宫收缩，让胚胎有一个稳定的居住环境，尽全力保护胎儿，让胎儿有一个温暖安静的窝。

除此之外，为了避免胎儿不小心从宫颈溜出来，孕激素还可以使宫口闭合。同时使宫颈黏液分泌减少，质地变得黏稠而浑浊，拉丝度差，易断裂，不利于精子的穿透，让胚胎独占子宫，不让其他精子前来捣乱。

除了镇住主战场，孕激素在边疆也颇有影响力。为了稳住雌激素增加的输卵管肌层收缩的振幅，让受精卵的“鹊桥之路”不是特别颠簸，孕激素会抑制输卵管肌收缩的振幅，抑制输卵管黏膜上皮纤毛的生长。雌孕激素的协同作用可以保证受精卵在输卵管内的正常运行。

孕激素还能加快阴道上皮细胞脱落，主要为表层细胞脱落，促进阴道表层细胞更新换代。

备孕期女性监测有无排卵的一大方法就是测基础体温。如果基础体温升高，提示有排卵，可是这是为什么呢？月经中期（排卵后），孕激素分泌时下丘脑体温调节中枢会兴奋，可使基础体温升高 0.3～0.5℃，这就是确定排卵日期的一大信号。

如果说雌激素是一种感性的激素，主要作用就是让女人更有“女人味”，肆意发挥自己的能量，一不小心就玩过了火，没有收住脚步，就会导致子宫内膜过度增生，进而诱发子宫内膜癌；那么孕激素就是一种理性的激素，时刻恪守职责，拖住雌激素的脚步。两员大将就是这样时而协同、时而拮抗共同保护女性的健康。

雄激素 除了大家耳熟能详的雌孕激素，卵巢也可以分泌少量的雄激素。雄激素不是男性特有的激素吗？女性体内怎么会有雄激素呢？

其实女性体内会含有一定量的雄激素，雄激素是雌激素的前身，经过体内一系列繁杂的物理、化学反应，雄激素就变成了雌激素。如果没有雄激素作为原料，雌激素也就耗竭了。

体内的雄激素除了一部分变成雌激素，还有一部分维持原状，可以促进蛋白质合成，参与长骨骨质生长和钙化（即骨骺愈合）、水盐代谢，刺激骨髓中红细胞增生，促进造血。同时，雄激素还能维持女性正常的生殖功能和性欲，促进阴蒂、阴唇、阴阜、阴毛的发育。

如果雄激素分泌太多，也会带来不小的麻烦，如雄激素增加会让女性出现多毛、闭经、痤疮等一系列问题，引起多囊卵巢综合征等疾病。

子宫可能出现的病变

子宫处处需要呵护，要不然就会闹些小情绪给女性一点儿颜色看看。与子宫相关的疾病有很多种，按照病变的位置可以分为两类，发生在子宫颈上的称为子宫颈疾病，发生在子宫体上的称为子宫体疾病。

子宫颈疾病

子宫颈疾病系指宫颈区域发生的各种病变，可不单指让大家恐慌的宫颈癌，包括损伤、炎症、癌前病变以及肿瘤等，是女性较为常见的疾患。

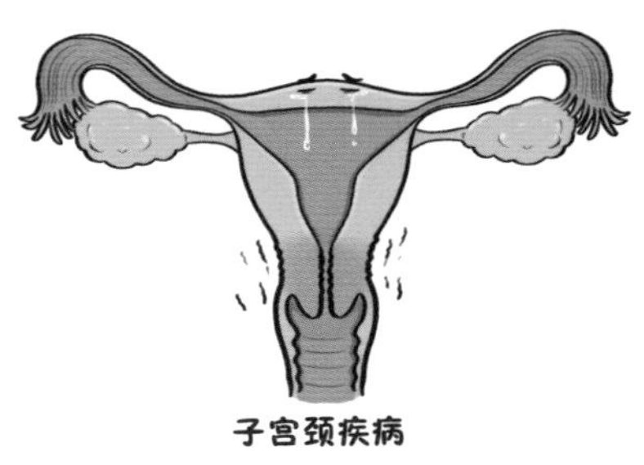
子宫颈疾病

宫颈功能不全 宫颈就相当于子宫的“门”，如果“门”特别松，孕期就容易发生晚期流产和早产。孕期的子宫就像是一个逐渐变大的倒置袋子，宫颈就像是袋子的束口，正常情况下袋子的束口应该勒得紧紧的，仅允许少量液体通过，即使袋子的体积越来越大、压力越来越大，束口也不允许里面的胎儿掉出来，一直保护胎儿直至孕晚期分娩发动。宫颈功能不全的孕妈妈就没有这么幸运了，因为宫颈内口闭锁不全、宫颈口松弛，脆弱的宫颈承受不了孕期子宫增大的压力，一般到孕晚期宫颈就会慢慢扩张，宫腔内的胎儿就会悄无声息（无腹痛）地慢慢脱落到宫颈外口，好多孕妈妈前来就诊时就发现胎儿已经脱落到了阴道里。

宫颈功能不全多是由于先天性宫颈内纤维组织、弹性纤维及平滑肌成分减少，或者是由于损伤、手术等原因造成宫颈内口纤维组织断裂、括约肌能力降低，使宫颈呈病理性扩张和松弛。不过，宫颈功能不全的孕妈妈也不用过于焦虑，在孕14～18周可以做宫颈环扎术，也就是在宫颈上扎一根线，人为勒紧束口，可以明确降低晚期流产、早产的风险，大部分宫颈功能不全的孕妈妈可以足月分娩。

宫颈炎 宫颈炎是育龄期女性的常见病，由于炎症的刺激程度不同，表现也不相同，通常有急性和慢性两种。急性宫颈炎多发生于产褥感染或感染性流产之后，最常见的原因是淋球菌感染，病原体累及宫颈黏膜腺体，沿黏膜表面扩散引起浅层感染，阴道镜下表现为宫颈呈急性充血状，黏膜潮红，布满网状血管或点状、螺旋状血管。如合并腺体感染，则宫颈表面散在分布多个黄色小泡状脓点，腺体开口被脓液充满，患者可

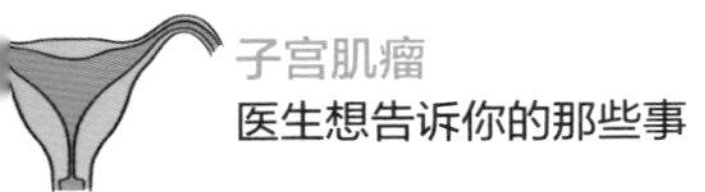

出现全身感染症状。

临床上通常以慢性宫颈炎多见，主要表现为白带增多，呈黏稠的液体或脓性黏液，有时可伴有血丝或夹有血丝。病原体有支原体、衣原体、细菌、病毒，应做宫颈分泌物检查以确诊。常见的病原体主要为葡萄球菌、链球菌、大肠埃希菌和厌氧菌等。慢性宫颈炎症有多种表现形式，当病原体感染宫颈黏膜，引起宫颈局部炎性改变，造成宫颈肥大、增生；当纳氏腺腺管堵塞形成宫颈腺囊肿等，这些均属于慢性宫颈炎。在大多数情况下，慢性宫颈炎常无临床症状，也无须治疗。如果炎症比较严重，可能会影响怀孕，那就需要根据情况给予相应的处理。

宫颈息肉是慢性宫颈炎的一种表现形式。由于慢性炎症的长期刺激，使得颈管黏膜不断增生、堆积，并且从黏膜的基底层向宫颈外口突出，从而形成了息肉。息肉的根部大多附着在宫颈管内或宫颈外口，一般比较小，直径多在 1cm 以下，单个或多个；也有较大者，直径可达数厘米，有蒂，随着生长而突出于宫颈口外。小的息肉则仍留在宫颈管，仅微现于宫颈口。宫颈息肉虽然恶变率较低，但是如不治疗会逐渐长大，阻塞宫颈口。如息肉刚好堵在宫颈口处，可导致宫颈口狭窄或宫颈管变形，从而妨碍精子正常上行引起不孕症。在肉眼检查时，宫颈息肉可与宫颈其他病变混淆，耽误治疗，所以如果发现宫颈息肉，建议女性积极治疗。

癌前病变及宫颈癌

宫颈上皮内瘤变：宫颈上皮内瘤变分为Ⅰ、Ⅱ、Ⅲ三级，其中一部分病变可自然消失，但也可以继续进展，甚至癌变。其可逆性和发展性与病变的范围、程度有关，轻度上皮内瘤变自然消失的可能性明显大于中重度上皮内瘤变。宫颈上皮内瘤变Ⅲ级被称为癌前病变，具有发展为恶性肿瘤的潜能，长期存在即有可能转变为宫颈癌。

宫颈癌：指发生在宫颈阴道部或移行带的鳞状上皮细胞及颈管内膜的柱状上皮细胞交界处的恶性肿瘤。其发病率和死亡率为女性所患各种恶性肿瘤之首，好发年龄为 40～59 岁。发病与高危型 HPV 感染有关。

子宫体疾病

子宫体也会有一些相应的疾病，如子宫发育异常、子宫肌瘤、子宫腺肌病、子宫内膜炎、子宫内膜息肉，还有一些恶性病变，如子宫内膜癌、子宫肉瘤等。

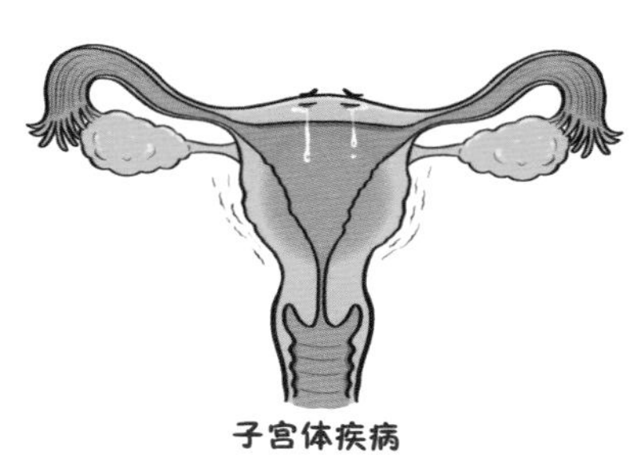
子宫体疾病

子宫畸形 又称子宫发育异常，是指在女性生殖器官形成、分化过程中，由于某些内源性因素（如生殖细胞染色体不分离、嵌合体、核型异常），或外源性因素（如性激素药物的使用）影响，原始性腺的分化、发育、内生殖器始基的融合、管道腔化和发育发生改变，导致各种发育异常，而副中肾管衍生物发育不全所致异常是一种先天性疾患，也是生殖器官畸形中最常见的一种，如无子宫、无阴道、始基子宫、子宫发育不良、单角子宫、双子宫、双角子宫、鞍状子宫和纵隔子宫。

有些子宫畸形患者可无任何自觉症状，月经、性生活、妊娠、分娩等亦无异常表现，甚至终身不被发现，或于体检时偶被发现。但是有些严重畸形可能会使得女性无月经来潮，丧失生育力，或者因宫腔形态异常引起不孕，或者即使受孕，因宫腔不能随之扩大，易发生流产、早产等。

子宫炎症 按病程长短可分为急性和慢性两种；按感染的病原菌又可分为结核性、性病性及一般细菌性。不孕女性中，经子宫内膜活检发现内膜炎发生率可达 9.4%，常见的病原菌多为葡萄球菌、大肠埃希菌、链球菌及厌氧菌。临床表现为白带增多、子宫不规则出血、腰酸腹胀，常于经期发作。急性期表现为发热、阴道脓性排液，有臭味；子宫压痛；白细胞上升，如未及时彻底治疗则逐渐转为慢性，子宫内膜出现充血、水肿、炎性渗出，影响精子的运行及受精卵的植入和发育，造成不孕。

子宫粘连 子宫腔、子宫峡部、子宫颈管因创伤继发感染所造成的粘连，临床出现闭经、月经过少和不孕，称子宫腔粘连综合征。正常情况下子宫腔的前后壁紧贴，但因内膜完整，不易发生粘连，即使在月经来潮内膜功能层剥脱，基底层仍完整，亦不会发生粘连。在受精卵着床后，随着胚胎慢慢长大，紧贴的前后壁会慢慢分离，给胚胎留足生长空间。可是粘连的子宫就不会随着胎儿的长大而慢慢增大，加上子宫内膜无法为胎儿提供足够的营养，就会导致流产或胎停育。

当然了，粘连也有可能引起输卵管通向子宫的通道阻塞，继而影响精卵结合，导致不孕。

子宫内膜增生及病变 子宫内膜有异常的增生，包括不伴有子宫内膜非典型增生的子宫内膜增殖症和子宫内膜不典型增生。过度增生的子宫内膜均有发生癌变的风险，其中子宫内膜不典型增生属于癌前病变，发生子宫内膜癌的概率更高，需要积极治疗和干预。

子宫内膜癌是发生于子宫内膜的一组上皮性恶性肿瘤，好发于围绝经期和绝经后女性。在我国，随着社会的发展和经济条件的改善，子宫内膜癌的发病率亦逐年升高，目前仅次于宫颈癌，居女性生殖系统恶性肿瘤的第二位。

子宫肌瘤 子宫肌瘤是女性生殖器官中最常见的一种良

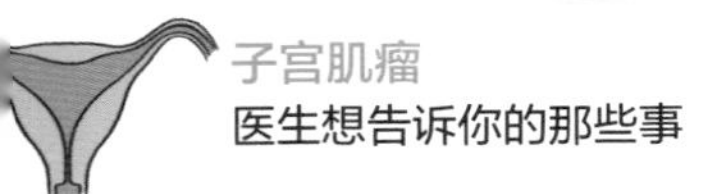

性肿瘤，也是人体中非常常见的肿瘤，又称为纤维肌瘤、子宫纤维瘤。其病因迄今仍不十分清楚，可能涉及正常肌层的细胞突变、性激素及局部生长因子间较为复杂的相互作用。根据肌瘤与子宫肌层的关系，分为肌壁间肌瘤、浆膜下及黏膜下肌瘤，而不同位置、不同大小、不同数目的肌瘤可能引起不同的临床表现。对于不同类型的子宫肌瘤，治疗方案也不一样。

接下来，我们将重点关注子宫肌瘤，看看这到底是一种怎样的疾病，会给女性带来了怎样的危害，又该如何去预防。

第三章

子宫肌瘤是什么

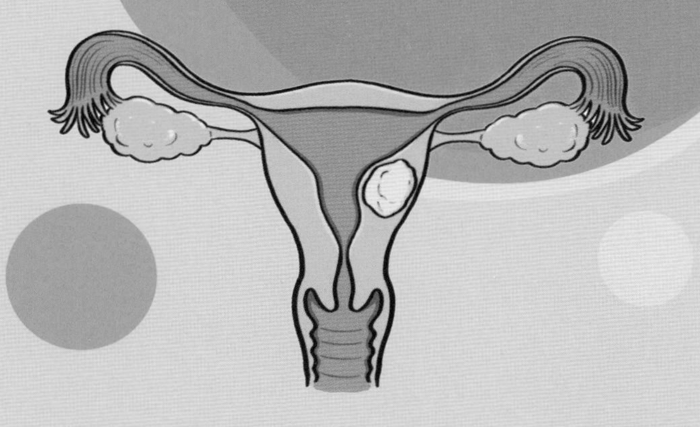

认识子宫肌瘤

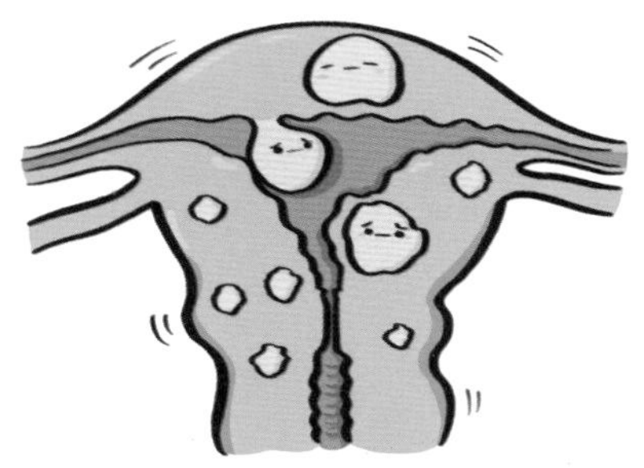

在谈“瘤”色变的今天，很多女性在体检时无意发现自己长了子宫肌瘤，甚至可能还不止一个，就会马上陷入巨大的恐慌之中，难以接受自己怎么就患上了肿瘤，会不会影响生育力、需不需要切除子宫、存不存在生命危险等众多疑虑接踵而来……那么子宫肌瘤是一种怎样的肿瘤，到底严不严重呢？

子宫肌瘤的全称是子宫平滑肌瘤，主要由平滑肌细胞及结缔组织组成。顾名思义，子宫肌瘤来源于子宫肌层，是单细胞起源的单克隆肿瘤，发生机制可能是正常肌细胞因受到各种因素的诱惑而变为异常肌细胞，这些异常肌细胞继续进行扩增繁殖，最终发展为子宫肌瘤。

子宫肌瘤是一种硬且实心的球形包块，表面光滑，容易剥除，当肌瘤扩增或者多个肌瘤汇聚在一起的时候形状就变得不那么规则了。但是请大家放心，子宫肌瘤是妇科中最常见的良性肿瘤，一般不会兴风作浪，可以与人体和平共处，最常见于30～50岁女性，其中40～50岁女性子宫肌瘤的发生率高达51.2%～60%，子宫肌瘤的发生率随年龄增长而增长，到50岁时子宫肌瘤的发生率可高达70%～80%。

据研究统计，平均每5名育龄期女性就至少有1名患有子宫肌瘤。子宫肌瘤很少引起临床症状，所以子宫肌瘤的真实发病率远远高于临床报道。可见，患有子宫肌瘤并没有想象中那么可怕，但是当月经量增多、出现异常子宫出血或压迫等症状时应及时就医，如果没有症状，只需要定期复查即可。

为什么会得子宫肌瘤

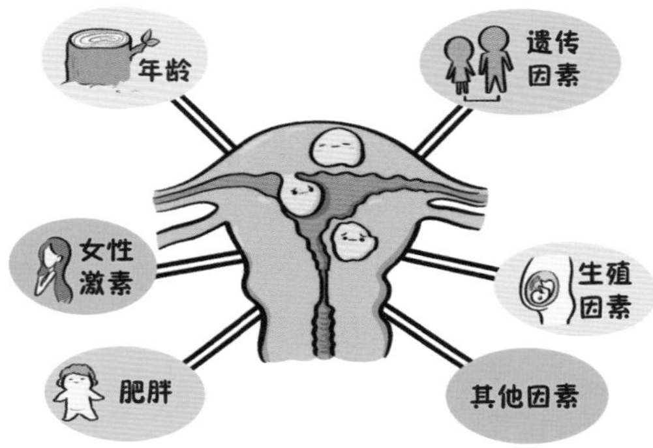

子宫肌瘤的发生率如此之高，大家肯定都想知道子宫肌瘤到底是怎么形成的，为什么自己就长了子宫肌瘤。子宫肌瘤的生长是一个非常复杂的过程，尽管近些年来关于子宫肌瘤发病原因的研究越来越多，但是其确切的病因目前仍然不清。不过大家也不要因此沮丧，值得高兴的是有众多研究发现下列因素与子宫肌瘤的形成和发展关系密切。如果发现自身存在下列高危因素，就需要引起注意，尽可能减少或避免下列危险因素的暴露，按时体检，及时就医。

年龄

谈到影响子宫肌瘤发生发展的重要危险因素，首先就是年龄。子宫肌瘤的发生发展与女性的年龄有着非常密切的关系，在不同年龄段表现各不相同。子宫肌瘤在青春期之前的女性中少见，在育龄期时其发病率会随着年龄的增长而增长，并且在 50 岁时达到峰值，30% ~ 50% 没有任何症状的育龄期女性在体检中会发现子宫肌瘤，但大多数子宫肌瘤可在绝经后萎缩或消退。

遗传因素

和许多疾病一样，子宫肌瘤的发生也在一定程度上受到遗传因素的影响，其发病常有家族聚集现象。说到遗传因素，那就不得不提到染色体了，染色体是遗传信息的载体，主要由 DNA 和蛋白质组成。人类的体细胞内有 23 对染色体，包括 22 对常染色体（编码 1 ~ 22 号）和 1 对性染色体。男性体细胞染色体的组成是 22 对常染色体 +XY，女性体细胞染色体的组成是 22 对常染色体 +XX。细胞遗传学研究显示，25% ~ 50% 的子宫肌瘤存在细胞遗传学上的异常，常见的染色体结构改变包括 12 号和 14 号染色体长臂片段相互换位、12 号染色体长臂重排、7 号染色体长臂部分缺失等。有专家对以子宫肌瘤为特征的综合征家系进行的遗传连锁研究表明，该家系成员可能存在子宫肌瘤的遗传易感性，如一种被称为遗传性平滑肌瘤病及肾细胞癌综合征的常染色体显性遗传病，就是由于该家系患者的相关基因缺陷和突变引起的以皮肤和子宫平滑肌瘤及乳头状肾细胞癌为特征的疾病。所以，当自己家族里多人患有子宫肌瘤时就要引起注意，需要考虑自己是否患有相关的遗传性疾病或进行超声检查以确定自身是否患有子宫肌瘤。

此外，还有研究发现子宫肌瘤的发生发展与种族差异关系密切，其中黑人女性发病率最高，而且引起的临床症状最严重，这就意味着不同种族女性介导子宫肌瘤发生发展的基因表达可能不尽相同，提示子宫肌瘤具有潜在的遗传学倾向。

女性激素

子宫肌瘤的发病机制目前被广泛认可的主要理论是女性体内存在的高水平性激素可促进子宫肌瘤的发生和进展。因此，子宫肌瘤在一定程度上被称为“卵巢性激素依赖性肿瘤”。就像前面提到的，子宫肌瘤的发生与女性年龄有着非常重要的关系，子宫肌瘤好发于女性激素分泌旺盛的生育期，在卵巢性激素分泌功能尚未完善的青春期前少见，而且可于卵巢性激素分泌功能衰退的绝经后期逐渐萎缩或消退。由此可以发现，子宫肌瘤的发病率与女性体内性激素水平变化一致，提示子宫肌瘤的发生可能与女性激素水平密切相关。

女性激素主要包括雌激素和孕激素。雌激素基本上是通过与靶细胞上的雌激素受体结合才可以发挥作用，即细胞上的雌激素受体越多，发挥作用的雌激素就越多。同时，雌激素的分解转化越低，存在可发挥作用的雌激素就越多。有研究检测发现，子宫肌瘤组织中结合雌激素的受体浓度明显高于周边的肌肉组织，同时雌激素的分解转化明显低于周边正常肌肉组织。因此可推测，子宫肌瘤组织局部对雌激素具有高敏感性，从而导致肌瘤处的雌激素浓度增高，这是子宫肌瘤发生的重要因素之一。

虽然在正常的子宫平滑肌细胞中只有雌激素对细胞的增殖具有促进作用，但有研究证实孕激素可以通过多种途径促进子宫肌瘤细胞的增殖，这就表明子宫肌层细胞转变为子宫肌瘤细胞受雌激素和孕激素的双重调节，雌激素可以增加肌瘤细胞孕激素受体的含量，孕激素反过来又可进一步促进和维持雌激素的变化，二者互相影响，共同促进子宫肌瘤的生长。

此外，外源性的激素替代治疗、多囊卵巢综合征、无排卵性不孕等都会导致女性体内性激素水平异常升高，从而导致子宫肌瘤的发生或肌瘤体积增大；应用促性腺激素释放激素类似物等抑制性激素分泌的药物则会导致子宫肌瘤体积缩小等研究也佐证了女性激素对子宫肌瘤生长的重要性。除了女性激素，有研究显示催乳素、生长激素和生长因子等都可促进子宫肌瘤的发生和进展。

生殖因素

很多人一定想象不到怀孕还有一个好处——可以抑制子宫肌瘤的发展，对子宫起保护作用！众多研究发现，有过至少 1 次 20 周以上妊娠史可减少子宫肌瘤形成的概率，而且在一定程度上怀孕次数越多，患子宫肌瘤的风险越低，高产次（3 次或 3 次以上分娩）最多可将子宫肌瘤的风险降低至原来的 1/5；在孕早期发现的子宫肌瘤大约有 36% 可在产后 3 个月及 6 个月进行的超声检查中显示消退甚至检测不到，而残留的子宫肌瘤直径平均减小 0.5cm，其原因可能是女性在孕期雌激素和孕激素水平都出现了大幅度波动，不利于子宫肌瘤的生长。但是，带瘤妊娠和多次妊娠的风险也是非常大的，需要引起女性关注。

有研究发现月经初潮年龄过早（< 10 岁）可能导致肌瘤发生风险升高，而初潮年龄 > 16 岁者风险降低，可能与过早初潮导致子宫过早、过多接受高水平性激素有关。

肥胖

多项研究表明较高的身体质量指数，也就是我们常说的 BMI（身高 / 体重 ^{2}）与子宫肌瘤发病风险的增加有关。一项前瞻性研究发现体重每增加 10kg，子宫肌瘤的发病风险居然会增加 21%。另一项研究发现体重增加 20kg 的女性比体重增加小于 10kg 的女性罹患子宫肌瘤的发生率更高。因此，肥胖是子宫肌瘤的发病危险因素，其原因一方面可能是体内过多的脂肪组织可以增加雌激素的存储，而且脂肪细胞可以产生芳香化酶，使肾上腺分泌的雄烯二酮转化为雌酮；另一方面肥胖者常具有内源性胰岛素抵抗，胰岛素代偿性增加会导致高胰岛素血症，从而导致雄激素水平升高，脂肪组织又可以加速雄激素向雌激素转化，最终导致肥胖女性体内可以发挥作用的雌激素水平升高，促进子宫肌瘤的发生发展。

其他因素

除了上述主要危险因素外，还有一些因素暴露也会在不同程度上促进子宫肌瘤的发生及进展。不良环境因素接触（暴露于邻苯二甲酸盐、多氯联苯和双酚 A 等类雌激素内分泌干扰物）、高血压、不良饮食习惯（多肉少蔬菜）和压力过高，这些都会增加发生子宫肌瘤的风险，而这些也是我们自己在一定程度上可以控制的，所以大家赶紧行动起来吧，尽量减少以上危险因素的暴露，保持健康的生活方式，远离子宫肌瘤！

子宫肌瘤的大家族

子宫肌瘤有一个庞大的家族，就像士兵一样镇守在子宫城池的各个位置。遗憾的是，它们是敌军，这就意味着它们可以破坏子宫的各个地方，不同位置的肌瘤敌人破坏程度不一样，临床表现和治疗方式也不一样。子宫肌瘤是否进行手术治疗不单要根据肌瘤大小决定，肌瘤位置更为重要。因此，明确每个肌瘤的具体位置是确定治疗方式的第一步，也是非常重要的一步。

大约 90% 的子宫肌瘤生长于子宫体部，只有 10% 左右的肌瘤生长在子宫颈部。子宫体部的肌壁由内向外共分为 3 层，即子宫内膜层、肌层和浆膜层。简单来说，如果把子宫体部比喻成一间屋子，那么子宫内膜层就是屋内的墙皮，肌层就是厚厚的墙体，而浆膜层则是墙外表面贴的瓷砖。子宫肌瘤起源于肌层，可以朝各个方向生长，所以按照肌瘤与子宫肌壁的位置关系可以将子宫肌瘤分为以下三种类型。

黏膜下肌瘤

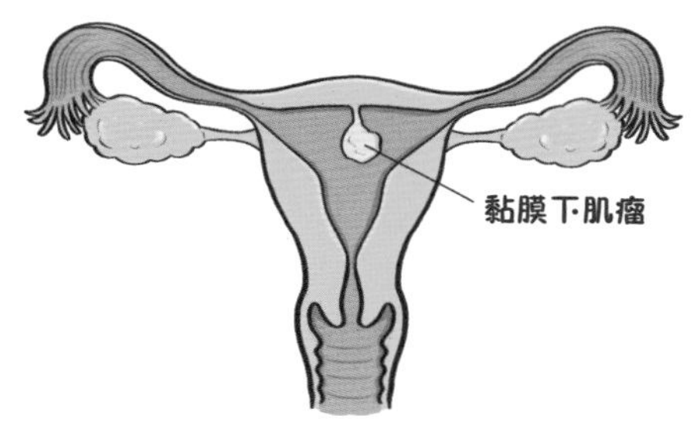

占 10% ~ 15%，这种肌瘤向着子宫宫腔内部生长，突出于宫腔内部，表面仅由最里层的子宫内膜覆盖，容易形成蒂，还可能被挤出宫颈外口而突入阴道内，意味着肌瘤生长在子宫这间屋子的墙体与屋内墙皮之间，突向屋内，更有甚者可突出门外。根据凸向宫腔的程度可将黏膜下肌瘤分为三个不同分支：0 型，完全突向宫腔；Ⅰ型，> 50% 突向宫腔；Ⅱ型，< 50% 突向宫腔。

此种肌瘤最容易引起子宫异常出血，月经量增多等症状，在肌瘤较小时即可出现，由于突向宫腔相当于增大了子宫内膜的面积，会导致经期脱落的内膜增多、出血量增大，严重者会引起贫血。如果超声发现自己患有此种肌瘤，就需要注意了，即便肌瘤很小，只要引起严重的临床症状，也需要进行手术治疗。

肌壁间肌瘤

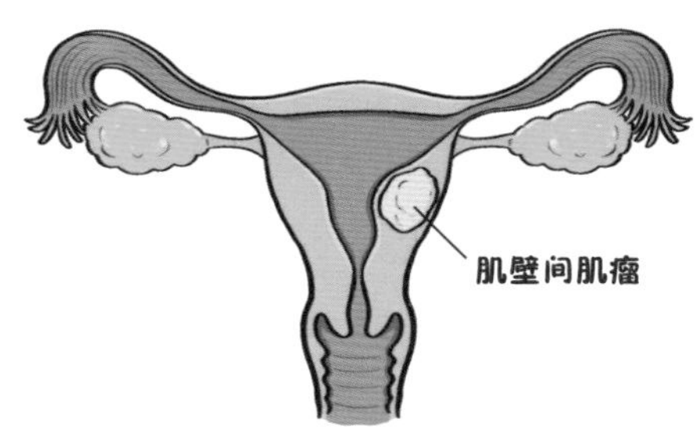

是最常见的肌瘤类型，占 60%～70%，这种肌瘤是最“乖”的，如同一个不会惹事的好孩子，默默地生长在子宫肌壁中间，周围均被肌层包围，也就是肌瘤生长在子宫屋子的墙体中间。这种肌瘤只要不引起临床症状，在定期复查且体积变化不大的情况下一般不需要手术治疗。

浆膜下肌瘤

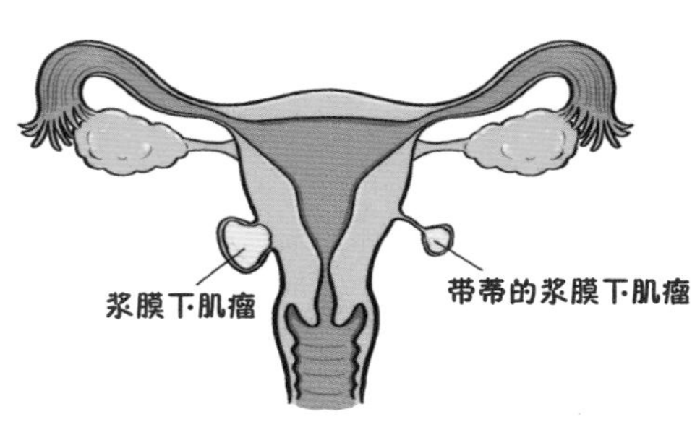

约占 20%，肌瘤突出于子宫表面，突出部分仅由最外层浆膜覆盖。根据浆膜下肌瘤长的位置和突出的程度，可以分为 3 个不同的分支：正宗的浆膜下子宫肌瘤，肌瘤生长在子宫屋子的墙体和外面的瓷砖之间，突向屋外；带蒂的浆膜下肌瘤，只有一条细细的蒂与子宫相连，相当于肌瘤生长在子宫屋子的外面，与墙壁外瓷砖只依靠一根细绳相连；阔韧带肌瘤，肌瘤位于子宫体侧壁向宫旁子宫阔韧带内生长。这种肌瘤一般不会出现异常子宫出血的症状，但是可能引起膀胱或直肠的压迫症状，带蒂的浆膜下肌瘤也可能发生蒂扭转，从而导致腹痛等症状。

此外，子宫肌瘤可不喜欢孤军奋战，通常都是多个肌瘤一起并肩作战。各种类型的肌瘤都可能同时发生于同一个子宫，被称为多发性子宫肌瘤。大家不用太担心自己的子宫肌瘤数量太多了怎么办，子宫肌瘤的数量多少不是最重要的，肌瘤多不一定症状就重，肌瘤少也不一定就不需要治疗，与子宫肌瘤临床症状、治疗方法有着密切关系的是每个肌瘤的生长部位、大小以及有无变性，这才是大家要关注的重点。

子宫肌瘤的病理改变

一提到“病理”，大家肯定觉得特别晦涩难懂，医生经常说“穿刺或手术取下来的组织需要做病理检查才能确诊”，如果是在外院做手术，还需要把手术病理切片借过来到病理科进行阅片会诊，以获得确切的病理诊断。医生常说“病理诊断是疾病诊断的金标准”。

到底什么是“病理”

病理，简单来说就是发生疾病以后，疾病组织发生的一系列改变，也就是疾病发生发展的过程和原理，是疾病发生的原因、发病原理和疾病过程中发生的细胞、组织和器官的结构、功能和代谢方面的改变及其规律。简而言之，就是患病后的组织可能呈现出不同的细微层面的变化，需要在显微镜下才能观察到，具体操作就是把身体可疑有病变的组织取下来，经过处理使之固定、硬化，然后在切片机上切成薄片，再把每个薄片固定在玻片上，通过染色等处理，由专业人员在显微镜下观察组织更细微的病理改变，作出病理诊断。

很多疾病很狡猾，肉眼无法分辨是否存在病变、病变到什么程度，而在病理科的显微镜下所有细胞都无所遁形，专业人员不会冤枉一个“好”细胞，也不会放过一个“坏”细胞。

作为诊断的“金标准”，病理检查不仅能够判定疾病的性质，还能解读疾病发生发展的过程，给临床医生提供更好的证据，为患者制订更合理的治疗方案。所以，对身上切取或者掉下来的组织进行病理检查非常有必要的，这对于疾病的诊断和治疗都是非常关键的一步。

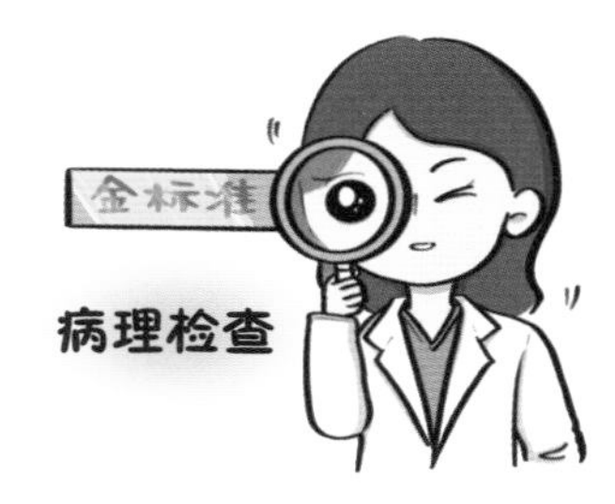

子宫肌瘤到底长什么样

肉眼观察 可以看到子宫肌瘤是一种实心的球形包块，表面光滑，质地比子宫肌层要硬，可以压迫周围肌壁纤维形成一个假包膜将自己包裹起来，但是肌瘤与假包膜之间有一层疏松的网状间隙，所以比较容易剥离下来。当肌瘤长大或者多个肌瘤融合在一起时，形状就变得不那么规则了。将剥离下来的肌瘤组织切开可以看到切面呈灰白色，有旋涡状或编织状的结构，但具体的颜色和硬度与纤维结缔组织的多少有关。

显微镜下观察 在病理类型层面，可以将子宫肌瘤分为普通型平滑肌瘤、富于细胞型平滑肌瘤、奇异型平滑肌瘤、血管型平滑肌瘤、核分裂活跃型平滑肌瘤、上皮样平滑肌瘤和其他特殊病理类型等。绝大部分子宫肌瘤属于普通型平滑肌瘤，主要由梭形平滑肌细胞和不等量的纤维结缔组织构成，肌细胞大小均匀，排列成旋涡状或栅状，核为杆状。其他类型平滑肌瘤的发病率极低，其性质及恶性潜能尚有待确定，因此许多研究指出，这些特殊类型的平滑肌瘤具有晚期复发及恶变的倾向。其中，文献报道最多的是富于细胞型平滑肌瘤，其发病率在所有类型子宫肌瘤中 < 5%，在行子宫肌瘤剔除术后局部复发率高，尤其是行宫腔镜下子宫肌瘤剔除术，术后容易造成肌瘤残存，增加子宫肌瘤复发和恶变的风险。

随着肌瘤复发次数的增加，肿瘤的性质也会发生改变，恶性化程度不断增加，复发 3 次以上的肌瘤均发生了肉瘤样变。随着复发次数的递增，复发间隔时间也在缩短，而且约 25% 的富于细胞型平滑肌瘤存在 1p 染色体缺失，这部分肌瘤的临床病理特征与肉瘤之间可能存在潜在的联系，表明其可能具有一定的恶性潜能。

育龄期女性的子宫肌瘤大多数具有良性组织学特征，值得注意的是，部分子宫肌瘤在病理类型上介于良性和恶性之间，具有一定恶性潜能，因此大家不能掉以轻心，定期复查子宫肌瘤有无发生改变才是正确的做法。

子宫肌瘤变性

绝大多数子宫肌瘤是良性的普通型平滑肌瘤，可以与正常子宫肌层组织共存，很少引起症状，但是也会有少数肌瘤在生长过程中失去原有的典型结构，发生变性。子宫肌瘤越大，越容易出现变性，而且在同一个肌瘤中可以同时出现多种形式的变性。子宫肌瘤常见的变性形式可以分为五类。

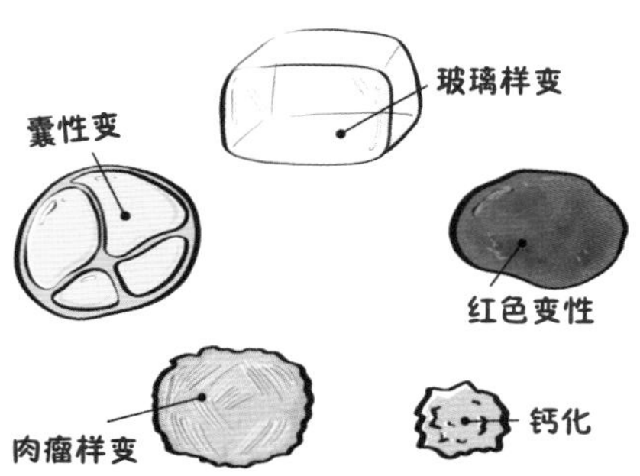

玻璃样变

又称透明变性，最常见。将肌瘤切开后切面的旋涡状结构消失，取而代之的是均匀透明样物质。在显微镜下可以看到病变区域的肌细胞消失，由均匀透明的无结构区取代。

囊性变

子宫肌瘤玻璃样变继续发展，导致肌细胞坏死液化即可发生囊性变，这时候的子宫肌瘤会变软，很难与妊娠子宫或卵巢囊肿区别。在肌瘤内部可以出现大小不等的囊腔，囊腔之间有结缔组织间隔，数个囊腔可融合成一个大囊腔，腔内含有清亮无色的液体，也可凝固成胶冻状。在显微镜下可以看到囊腔由玻璃样变的肌瘤组织构成，内壁没有上皮覆盖。

红色变性

在妊娠期或产褥期最多见，是肌瘤的一种特殊类型的坏死，具体发生机制不清楚，可能与肌瘤内部的小血管退行性变引起的血栓及凝血、血红蛋白渗入肌纤维间有关。这类患者可能出现剧烈的腹痛伴恶心、呕吐、发热，白细胞计数会升高，检查会发现肌瘤增大，存在压痛。将肌瘤切开后可以看到切面呈暗红色，就像半熟的牛肉，质软，旋涡状结构消失。在显微镜下可以看到肌瘤组织高度水肿，假包膜内的大静脉和瘤体内的小静脉血栓形成，广泛出血伴溶血，肌细胞减少，细胞核通常已经溶解消失，同时可以看到较多的脂肪小球沉积。

肉瘤样变

这种变性较少见，仅为 0.4% ~ 0.8%，多见于绝经后子宫肌瘤合并疼痛和出血的患者。没有证据表明绝经前快速增长的肌瘤有肉瘤样变的可能性，但是如果绝经后女性体内的肌瘤还在增大就应该警惕恶变的可能性。肌瘤发生恶变后，组织就变得软且糟脆，切面呈灰黄色，像生鱼肉一样，与周围组织界限不清。在显微镜下可以看到平滑肌细胞增生活跃，排列紊乱，旋涡状结构消失，而肌瘤细胞也呈异型性，容易看到核分裂象，同时可能出现肿瘤细胞凝固型坏死。

钙化

多见于蒂部细小、血供不足的浆膜下肌瘤和绝经后女性的肌瘤。常在脂肪变性后进一步分解成甘油三酯，再与钙盐结合，沉积在肌瘤内。X 线片可以清楚看到钙化阴影。在显微镜下可以看到钙化区为层状沉积，呈圆形，有深蓝色微细颗粒。

因此，当女性朋友检查出患有子宫肌瘤后，切不可因为绝大多数肌瘤属于良性就放任不管，一定要定期复查，这样可以在早期将具有恶变潜能的肌瘤扼杀在摇篮里，以防其肆意生长发生恶变！

第四章

子宫肌瘤的侦察历程

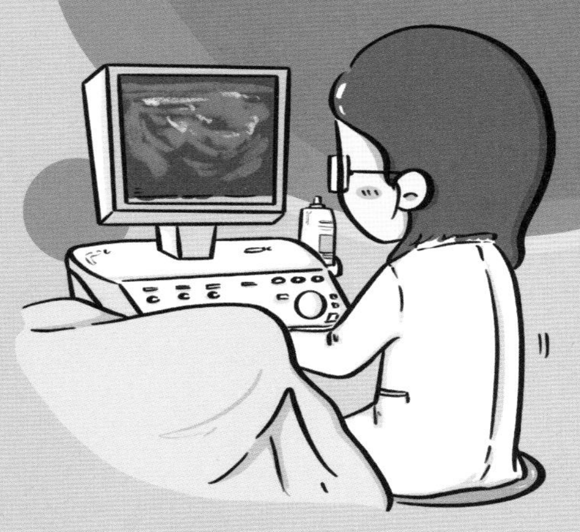

子宫肌瘤除了家族庞大、成员众多，还形态各异、大小各一、分派众多，与女性朋友的“见面方式”也各不相同，那么应该如何区分敌我，在众多征象中稳准狠地发现子宫肌瘤呢？

什么情况意味着可能得了子宫肌瘤

说起因肌瘤来就诊的女性朋友，大部分起因于月经的改变。子宫肌瘤和月经的老家都是子宫，所以子宫肌瘤往往会对月经产生影响。

子宫肌瘤和月经有什么关系

月经，是指女性血液或子宫内膜定期从子宫经阴道排出体外的现象。月经周期，又称作经期、生理期，是人类女性在生理上的循环周期。许多女性朋友受到过月经的困扰，每个月怕它不来，又怕它乱来。那子宫肌瘤和月经有关系吗？当然，要知道，子宫就是月经的“老家”，而肌瘤就生长于子宫，许多不正常的月经，背后就是子宫肌瘤在作怪。当月经出现异常时，我们就要怀疑是不是肌瘤搞的鬼。那月经是怎么来的？什么样的月经算正常？什么样的月经可能提示子宫肌瘤？

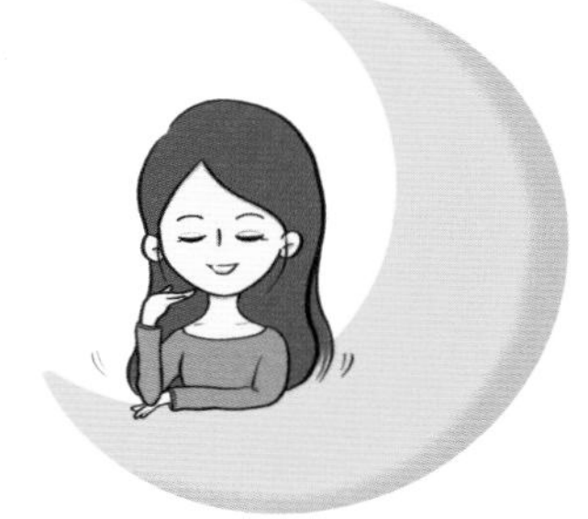

月经是怎么来的 李时珍在《本草纲目》提到女性“其血上应太阴，下应海潮。月有盈亏，潮有朝夕，月事一月一行，与之相符，故谓之月水、月信、月经。经者，常候也。”“太阴”指的就是月亮，这也是月经一词的来源。现代医学研究证明，正常的月经周期为 28 天左右，而事实上月球绕地球一周也确实需要 27.32 天。关于月经和月亮的关系，目前还没有一个明确的研究结论，目前主流观点更倾向于认为这是一种巧合的现象。

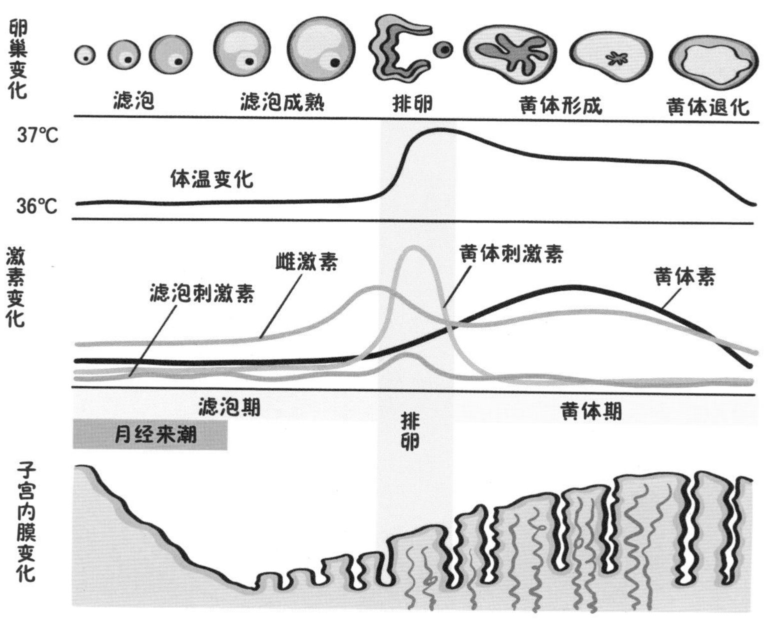

月经的产生需要多个器官的共同配合以及复杂的内分泌调节。每次月经都可以依据发生地点分为数个阶段。卵巢阶段可以分为卵泡期、排卵和黄体期；子宫阶段则可以分为月经期、增生期和分泌期。简单来说，随着卵巢中卵泡的不断生长和排卵，子宫内膜在卵巢产生的激素的支持下也会相应增厚，而在一个卵泡宣布彻底死亡后，子宫内膜得不到激素的支持，便会脱落出血，形成一次月经。

月经的分型 世界上没有相同的两片叶子，也没有两个人有完全相同的月经。即使是同一个人，也可能因为情绪、饮食或者其他原因引起月经的改变。

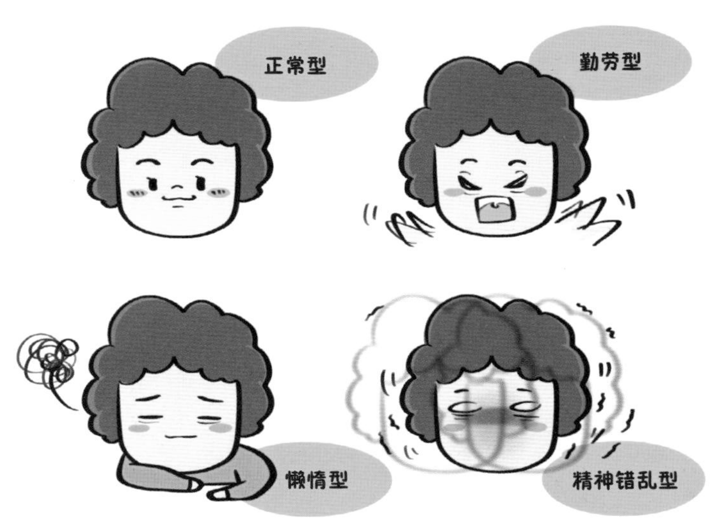

虽然月有阴晴圆缺，世间万物各有特色，但均应有其运行规则，月经也不例外，正常的月经形态描述主要从以下几方面进行。月经周期，就是从出血的第 1 日为月经周期的开始，两次月经第 1 日的间隔时间称为一个月经周期；经期，是每次月经的持续时间；经量，是一次月经的总失血量。根据月经的以上特点，比照人类的状态，可以将月经形象地分为以下几种类型。

正常型月经： 正常的月经各项指标都在标准范围内，即同时满足月经周期为 21～35 日、经期为 2～8 日、经量为 20～60mL 等条件。

勤劳型月经： “兢兢业业”“废寝忘食”如果用来形容人，那一定是充满荣光的赞美之语，若是用在月经身上，那一定会让女性朋友招架不住的。这种月经的特点是月经频发（月经周期 < 21 日），会影响生活质量；经期延长（经期 > 7 日），有发生贫血、感染的风险。如果月经过多（经量 > 80mL），不仅会影响生活质量，还有可能影响到生命安全。

懒惰型月经： 这种月经的特点是月经稀发（月经周期 > 35 日）、月经过少（经量 < 5mL）、经期过短（经期 < 2 日）。

如果情况进一步发展，就会出现闭经（无月经或月经停止）。根据既往有无月经来潮，可再分为原发闭经和继发闭经。

▶ **原发闭经：** 是指年龄超过 14 岁，第二性征未发育；或年龄超过 16 岁，第二性征已发育，月经还未来潮。原发闭经比较容易被忽略，所以年轻的小姑娘们，以及小姑娘的爸爸妈妈们，一定要对孩子的生长发育有一定了解，以免延误了最佳治疗时机。

► **继发闭经：** 是指正常月经建立后月经停止 6 个月，或按自身原有月经周期计算停止 3 个周期以上。当然，青春期前、妊娠期、哺乳期及绝经后的月经不来潮属于生理现象，女性朋友不用恐慌。

正常月经的一个重要作用就是让子宫内膜发生周期性剥脱，不让它无休止地生长下去，以防癌变。闭经的女性朋友一定要重视，即使没有孕育宝宝的计划，为了保护子宫内膜，也应该让月经形态正常。

精神错乱型月经： 这种类型的月经全然不顾及形象，完全不按常理出牌，想什么时候来访就什么时候来访，想住多少天就住多少天，量也是时多时少。什么司令部（下丘脑）、指挥官（垂体）、执行官（卵巢）都没有办法控制它。真是斩不断，情还乱，遇到这种月经，颇有“此情无计可消除，才下眉头，却上心头”的感觉，只能到医院寻求医生的帮助了。

需要注意的是，勤劳型月经、精神错乱型月经可能和子宫肌瘤有关系，需要去积极寻找原因并治疗。

应该如何计算经量 精确到毫升的月经量在生活中并不好评估。1mL 到底是多少？举一个简单的例子，550mL 的矿泉水瓶盖儿大约能盛 5mL 水。另外，女性朋友可以根据每次月经中卫生巾的使用情况来粗略判断自己的经量。1 片普通日用卫生巾全部浸透大概需要 40mL，如果只有中间部分浸透，大概是卫生巾的 1/3 左右，也就是 10mL 左右，所以经常嘀咕自己经量太少的女性朋友注意了，若是一个月经周期中每天的经量加起来有超过一片卫生巾的 1/3，就已经可以和“月经过少”说“拜拜”了。如果在一次月经中更换卫生巾超过 20 片，不到 2 个小时就需要更换 1 次卫生巾，夜间需要起床更换卫生巾，或者感觉来月经就头晕眼花，能看到有直径大于 3cm 的血块，就要警惕自己是不是月经过多，需要及时去医院就诊。

为什么子宫肌瘤会引起月经异常

经量增多和经期延长是子宫肌瘤经常引起的月经问题，为什么子宫肌瘤会引起月经的异常呢？

月经是子宫内膜脱落引起的，比较大的肌壁间肌瘤和黏膜下肌瘤会引起子宫增大，从而使宫腔增大，子宫内膜面积也随之增大，进而引起经量增多；子宫内膜脱落的同时还伴随血管断裂，子宫通过收缩来关闭血管的断端以止血，而子宫肌瘤抑制了子宫肌层的收缩，造成出血增多。另外还有研究表明，子宫肌瘤还能影响出血 / 止血相关的多种细胞因子的产生和调节，这在一定程度上也会导致经量增多、经期延长。

尿频、便秘却找不到原因

正常的子宫都是相似的，而不正常的子宫则各有“特色”。子宫肌瘤作为育龄期女性最常见的妇科良性肿瘤，严重拉低了子宫的“颜值”。肌瘤到底能长多大？小的肌瘤如沙粒，大的子宫肌瘤能长到篮球那么大，隔着肚皮就能摸到硬硬的包，甚至有些心大的女性误以为自己怀孕了，到医院检查后才发现自己“怀”的是个肌瘤。增大且形状不规则的子宫在盆腔里横行霸道，压得周围的“朋友们”苦不堪言，首当其冲的就是挨得最近的两位邻居——子宫前面的膀胱，以及后方的直肠。当子宫肌瘤位于前壁，向前倾压迫到膀胱时就会引起泌尿系统的症状，多达 60% 的肌瘤患者可能会出现泌尿系统症状，包括尿频、排尿困难、肾积水甚至完全性尿路阻塞。同理，当子宫肌瘤向后压到直肠时则会引起便秘。

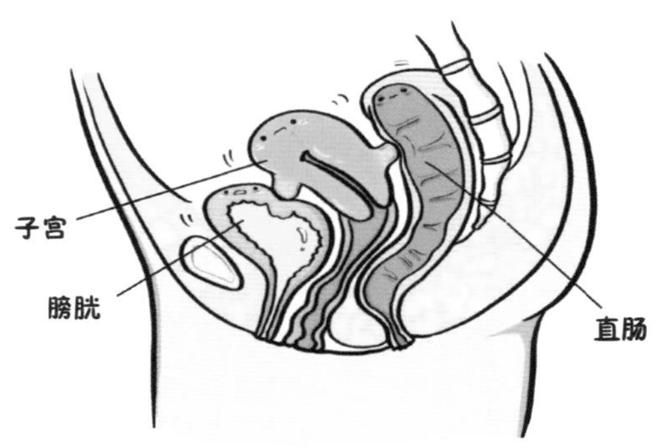

白带异常和子宫肌瘤有关吗

白带，在医学上被称为阴道分泌物，包括宫颈分泌的黏液、阴道黏膜的渗出物、前庭大腺分泌的黏液、子宫颈和阴道脱落的表皮细胞，还可能混合了少量子宫内膜腺体的分泌物，以及少量的白细胞和非致病性阴道杆菌等。正常情况下呈白色，偶尔呈淡黄色，为絮状、带有黏性的液体。

子宫肌瘤引起白带异常，可能与以下几个原因有关：部分患有子宫肌瘤的女性体内雌激素水平较高，高雌激素会导致白带增多；子宫肌瘤增大了宫腔面积，有可能导致白带增多；黏膜下肌瘤出血时混进白带，导致血性白带或表现为白带中带有血丝；黏膜下肌瘤坏死、感染，甚至从子宫里掉出来，会导致大量脓性白带，伴有难闻的气味。但是白带异常更有可能和感染或癌变相关，因此白带异常的女性应当首先排除感染或癌变问题再考虑子宫肌瘤的可能性。

肚子痛，都是肌瘤惹的祸

子宫肌瘤引起的腹痛分为急性腹痛和慢性腹痛。由于子宫肌瘤压迫或牵拉神经，患者常有下腹坠胀、腰背酸痛的感觉，这属于慢性腹痛。来势汹汹，突然发生的腹痛属于急性腹痛。子宫肌瘤引起急性腹痛的主要原因如下。

肌瘤蒂扭转 在临床较为少见，是在体育活动或其他剧烈活动后，较大、带蒂的肌瘤发生扭转，造成血管堵塞，引起突发的剧烈下腹疼痛，如果扭转时间过长，肌瘤可能发生进一步的坏死，造成肠粘连或者盆腔粘连。

肌瘤变性 肌瘤的快速生长可导致供血相对减少，从而导致肌瘤缺血、坏死（红色变性）和前列腺素释放，引发剧烈腹痛，通常伴有发热，是肌瘤最常见的引起急性腹痛的原因。

肌瘤脱出 黏膜下肌瘤有时可能掉入宫颈管，在子宫肌瘤排出过程中引起子宫的收缩，导致痉挛性腹痛，同时伴有大量脓性白带。

一般来说，以上三种原因引发的腹痛会引起非常明显的不适，绝大多数女性会因此去医院就诊。

肌瘤是怀不上宝宝的罪魁祸首吗

备孕不易，怀孕艰辛，当知道自己有子宫肌瘤以后，许多女性朋友惴惴不安，如临大敌。子宫肌瘤会引起流产吗？计划备孕，但是检查出了子宫肌瘤，应该怎么办？上述问题并没有标准答案，具体情况要看肌瘤的部位和大小。大多数肌瘤不会引起流产和不良妊娠结局，但某些部位不佳，或者数目太多，或者个头太大的子宫肌瘤，由于影响了宫腔形态，的确会对怀孕产生一定影响。

► 子宫肌瘤干扰胎盘和正常子宫胎盘循环的发展。例如，突出到子宫腔中的大的黏膜下肌瘤可压迫蜕膜化的子宫内膜，导致该血管结构的蜕膜萎缩或畸变。

► 肌瘤快速生长，造成肌瘤变性，可能导致子宫收缩增加，破坏胎盘形成，导致自然流产。

发现子宫肌瘤的常用“武器”

子宫肌瘤家族成员众多，大小形态各异，如何才能稳准狠地发现它们呢？常用“武器”包括腹部超声、阴道超声、门诊宫腔镜检查、MRI、CT 及血常规检查等。

发现子宫肌瘤的“武器”有哪些

首先医生会对患者进行妇科查体，判断肌瘤的大小、部位、有无压痛；经过评估后，进行初步的影像学检查（通常是超声检查，也有可能是 CT 或者磁共振检查）；还有可以明确特定肌瘤形状的宫腔镜检查；如果患者存在贫血或经量增多等问题，还需要进行抽血检查，评估失血的严重程度以及甲状腺功能。

妇科检查 无论何种类型的子宫肌瘤，妇科检查都是一个绕不开的话题。

什么是妇科检查： 每一个妇产科医生的诊室里都会有一张可以仰卧的检查床。当医生进行问诊之后，就会请女性躺上检查床进行妇科检查。许多女性会对妇科检查感到羞涩甚至恐惧，这多是由于一些误解造成的。

为了更好地配合医生进行复查检查，女性应该脱掉鞋子和一侧下肢的裤子仰卧于检查床上，臀部靠近床边，双腿分开放到两侧的支腿架上，最大程度显露会阴。妇科检查的主要内容包括外阴部检查、阴道检查、宫颈检查、子宫及附件检查。观察外阴有无病变后，医生会将涂了润滑剂的鸭嘴形状的阴道窥器伸入阴道内，然后打开，把平时贴在一起的阴道壁撑开以观察阴道和宫颈有无可见病变。最后，医生会以一手的两指或一指放入阴道，另一手在女性腹部配合触摸以检查子宫的大小、形态、子宫的位置，以及输卵管、卵巢、盆腔结缔组织是否正常。妇科检查并不是一件丢脸的事，而是关乎女性健康的重要检查。如果是已经发生过性行为的女性，妇科检查一般不会有特殊不适，或许会有一些轻微的酸胀感。通常放下紧张、恐惧情绪，妇科检查会变得更加流畅顺利。

妇科检查需要注意什么：女性朋友尽量穿着易穿脱的衣物和鞋袜，方便检查前后的整理。避免在经期进行妇科检查，尽量选择月经干净后 1 周内进行妇科检查，因为此时女性的阴道分泌物最少，有利于医生的观察。检查前 24 小时内避免阴道冲洗、上药或同房，残留的药液、精子等会污染分泌物涂片，或者细胞学检查结果。检查过程中如有紧张和疼痛，可深呼吸，一方面可以缓解紧张情绪，另一方面可以缓解疼痛。只有真正做到放松，医生才能顺利地完成检查，把不适感降到最低。

影像学检查 “影像学检查”听起来非常高大上，其实就相当于是拍照片，通俗来说就是应用某种高级的照相机，给人体的某部分拍摄动态的或者静态的图片，从上下前后左右各个方向观察这一部分的模样、性质有无变化，同时判断这一部分有无病变。根据应用的摄影技术的不同，可将影像学检查分为超声成像、X 线计算机体层成像、磁共振成像。常用在妇产科的影像学检查主要是超声成像、磁共振成像。

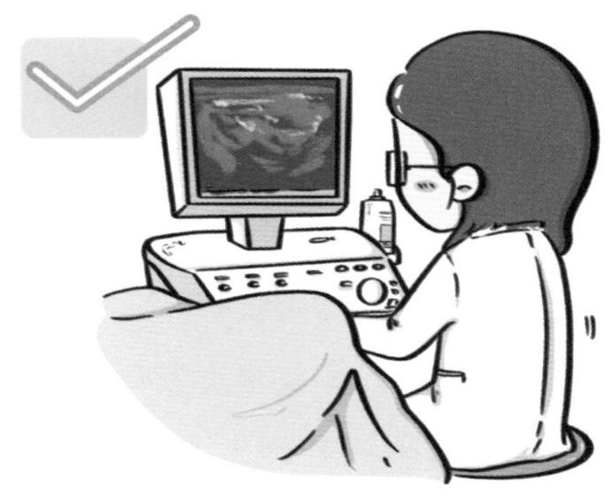

超声成像：超声成像就是大家口中的“B 超”，通过超声波来探测物体的形状、性质。当物体振动时会发出声音，科学家们将每秒钟振动的次数称为声音的频率，它的单位是赫兹（Hz）。我们人类耳朵能听到的声波频率为 20～20 000Hz。当声波的振动频率大于 20 000Hz 或小于 20Hz 时我们便听不到了。因此，我们把频率大于 20 000Hz 的声波称为“超声波”。

超声检查使用含有一个或多个换能器的探头，向物体发射声波。在不同的物质中声波的传播速度不同，当声波遇到声阻抗不同的物体，部分声波就会被反射。B 超使肌肉和内脏器官等软组织可视化，反映肌瘤的尺寸、结构和位置。在妇产科，大多数肌瘤的 B 超检查是在女性处于卧位的情况下进行的。女性朋友躺在检查床上就可以轻松地完成检查。因为 B 超检查费用低，对于妊娠期女性同样适用，对胎宝宝没有不良影响，所以被誉为“妇产科最亲民的好帮手”。

做 B 超之前需要注意什么？在 B 超室门口，经常看到拿着水杯“咕嘟咕嘟”一阵喝水的患者，他们这样做是为了憋尿。好不容易憋好了尿，又被医生提示憋得还不够，只得继续喝水。有些患者甚至因为频繁“被憋尿”而产生了心理阴影。那什么时候需要憋尿，为什么需要憋尿呢？B 超分为经阴道 B 超和经腹部 B 超两种，经阴道 B 超是将探头伸入阴道成像，一般不需要憋尿。由于子宫及卵巢位于盆腔内部，小肠往往会下垂至盆腔中，做腹部 B 超时，肠管的蠕动及其内容物会干扰子宫及卵巢的影像，致使其显示不清，因此在检查前需要大量饮水，使膀胱充盈，将肠管推向上方。如果膀胱不充盈就做腹部 B 超，会使肠管内气体与子宫内气体发生重叠，引起误诊、漏诊。同时，充盈的膀胱和子宫、卵巢等形成很好的对比，更有利于医生的诊断。

腹部 B 超与阴道 B 超的适应证及禁忌证

检查项目	适应证	禁忌证
腹部 B 超	子宫内膜病变；盆腔肿物直径 ≥ 6cm；监测卵泡发育；宫内妊娠；异位妊娠	无法憋尿者；腹壁感染、新鲜伤口者
阴道 B 超	子宫内膜病变；盆腔肿物直径 < 6cm；监测卵泡发育；妊娠 10 周内；放置宫内节育器；可疑异位妊娠；子宫脱垂、阴道壁膨出等	未婚、处女膜完整的女性；严重阴道炎、阴道出血、月经期、阴道萎缩较严重、阴道狭窄、阴道畸形者；盆腔肿物位置较高、体积大（直径 > 6cm）

腹腔镜超声： 顾名思义，腹腔镜超声就是在腹腔镜手术过程中进行的超声检查。腹腔镜手术大家都已经不陌生了，就是在肚脐上打一个孔，在肚脐下方打 2 ~ 3 个孔，在肚脐上的孔伸进一个摄像头，相当于眼睛，在肚皮上的孔伸进细细的机械臂，相当于手，在眼睛的直视下进行操作。这时如果把机械臂换成一个相同粗细的超声臂，从肚皮上的孔进入盆腔，通过超声臂盆腔端装备的可以轻微变形的柔韧的超声探头就可以在腹腔镜手术中进行超声检查了。腹腔镜超声可以帮助发现较小的肌瘤，确定最佳的子宫肌层切口位置，减少术中子宫肌瘤的残留，是腹腔镜子宫肌瘤剔除术中的好帮手。

磁共振成像： 又叫作 MRI，是可视化所有子宫肌瘤大小和位置的最有效方式，可以区分平滑肌瘤、子宫腺肌病和子宫腺肌瘤。对于肌壁间子宫肌瘤患者，MRI 可以帮助外科医生了解进入子宫肌层的预期深度、制订腹腔镜子宫肌瘤切除术的手术方案，有助于手术的完成。由于 MRI 的成像模式可预测子宫动脉栓塞的结果，因此在子宫动脉栓塞术前也可能用到。

MRI 检查具有软组织分辨率高、空间三维成像等优点，能清楚显示肌瘤的数量、大小、位置及与宫腔的关系，特别是对于多发性及较小的子宫肌瘤。MRI 还可以帮助鉴别血管内平滑肌瘤、富于细胞平滑肌瘤等特殊类型的子宫肌瘤，并与子宫肉瘤进行鉴别诊断。

宫腔镜检查 有些女性朋友在疑惑，在门诊已经做了 B 超，明确诊断了子宫肌瘤，为什么还要做宫腔镜检查呢？宫腔镜检查是什么？宫腔镜检查是利用女性的宫颈和阴道作为天然通道，经子宫颈插入医疗器械达到子宫腔可视化的效果。细长的检查器械里包含连接到电视屏幕上的微型摄像机，可以对宫腔的形态和病变做“现场直播”。正常情况下，子宫的前后壁是贴在一起的，为了看清楚宫腔四壁，宫腔镜检查过程中需要用水把宫腔撑开，这个过程称为“膨宫”，所用的水称为“膨宫液”，一般会选择生理盐水、葡萄糖注射液或甘露醇注射液。对大部分突出于子宫腔内的子宫黏膜下肌瘤尤为有用，还可以同时观察其突出的程度。这样的宫腔镜操作简单迅速，在门诊就可以完成，帮助医生更详细地了解子宫肌瘤的位置、形

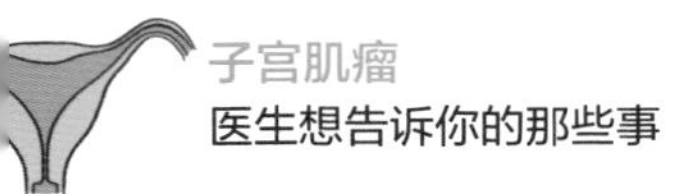

态，便于手术前的评估。

当肌瘤位于肌层之间时，门诊宫腔镜检查无法确定肌瘤的大小和穿透的深度；与超声相比，宫腔镜无法更准确地预测肌瘤的大小。另外，门诊宫腔镜检查由于无法进行麻醉等原因，只能“看”，不能“动”，即使发现了子宫肌瘤突向宫腔内，也无法进行切除等操作。如果想要彻底消灭肌瘤，只能入院做宫腔镜手术了。

实验室检查 所谓“实验室检查”，大体上是一些需要抽血进行的检查项目。为什么需要抽血呢？子宫肌瘤经常造成月经过多，这种长期失血会造成贫血。贫血是指血液中红细胞或血红素总量下降，也可以被定义为血液携带氧气的能力下降。当发生慢性贫血时，其症状往往不明显，可能包含疲倦、虚弱、呼吸困难或活动能力下降；当发生急性贫血时，就会出现较为强烈的症状，可能包含意识不清、感觉将要昏倒以及想喝更多的水。临床常以血红蛋白浓度（Hb）、红细胞计数（RBC）、血细胞比容（Hct）等指标判断患者是否贫血以及贫血的严重程度，这时就需要抽血化验包含上述所有指标的血常规。同时，医生可能会检查甲状腺功能，以排除伴随的甲状腺功能减退；也可能会分析血清中是否含有人绒毛膜促性腺激素以排除怀孕。

真假子宫肌瘤

有的妹子身体发出了危险信号，貌似长胖了，月经形态也发生了变化，不那么“乖巧”了，是不是子宫肌瘤惹的祸？这里不得不为子宫肌瘤辩解，捣乱的可能不是子宫肌瘤，还有哪些疾病会鱼目混珠干扰女性朋友的判断呢？

是不是怀孕了

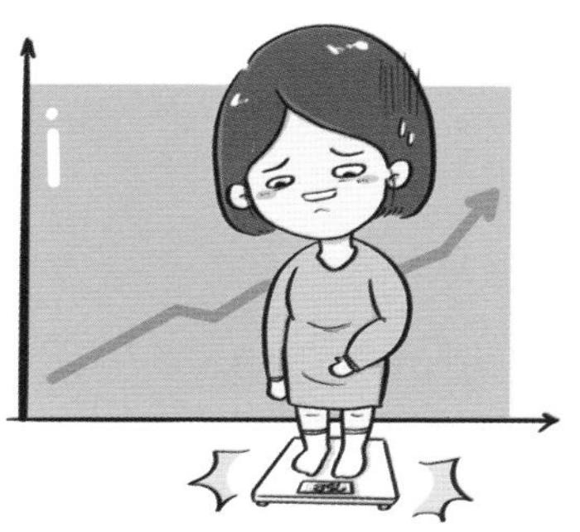

子宫肌瘤和怀孕，这两种情况都能把“肚子变大”。在孕早期，有些女性还会有轻微的阴道出血，而肌瘤也能引起相同的症状。那应该如何区分是怀孕还是子宫肌瘤呢？其实这两种情况还是比较容易区分的。

子宫肌瘤是一个实性的肌肉球，是子宫平滑肌细胞的增殖形成的，一般来说都在子宫里安分守己，不会释放激素等宣告“我来了”的信号，也不会引起月经的终止。胚胎则会分泌人绒毛膜促性腺激素（hCG），引起困倦、嗜睡等早孕反应，月经为了宝宝的生长发育也暂时“退休”了。怀孕的女性血液或者尿液中可以检测到 hCG，而子宫肌瘤的女性血液或者尿液中则不会检测到 hCG。另外，B 超可以直接看到子宫中的孕囊或者胎心胎芽，从而判断女性是“有喜”还是“有瘤”了。

卵巢肿瘤

子宫和卵巢毗邻而居，有时浆膜下子宫肌瘤和卵巢肿瘤位置相近，都属于盆腔内的肿物，卵巢肿瘤也会造成盆腔内的压迫症状，如尿频、便秘等不适，或者腰酸、肚子隐痛等慢性症状，那应该如何区分这两者呢？

其实，子宫肿瘤和卵巢肿瘤的临床症状还是有很大区别的。因为生长位置不同，卵巢肿瘤一般不会表现出异常的子宫出血症状。在医生做检查时，子宫肌瘤位于子宫内，而卵巢肿瘤与子宫是分开的。在 B 超检查时观察肿块的位置，一般可以很容易地区分子宫肌瘤和卵巢肿瘤，卵巢肿瘤一般是囊性的，密度并不是很均匀，而子宫肌瘤是一个均匀的肌肉球。最可靠的方法是腹腔镜检查，兼有诊断与治疗的作用，且属于微创。

子宫腺肌病

子宫腺肌病是一种常见的妇科疾病，是指子宫内膜侵入子宫肌层引起的良性病变，在经期，肌层的腺体会出血脱落，但是并不能排出宫腔，久而久之积聚于子宫肌层，引起痛经、经量增多等症状。子宫腺肌病与子宫肌瘤的发病年龄相仿，多见于 30～50 岁的育龄期女性。子宫腺肌病也可以造成子宫增大、经量增多，甚至形成腺肌瘤这样的肿块。子宫腺肌病与子宫肌瘤在发病年龄、症状及体征方面有很多相似的地方，那如何鉴别子宫腺肌病和子宫肌瘤呢?

俗话说“通则不痛，痛则不通”，子宫腺肌病最突出的症状是继发性、逐渐加重的痛经，甚至吃止痛药也难以控制，而子宫肌瘤很少引起这么剧烈的痛经，子宫肌瘤的突出症状主要表现为月经过多及不规则出血。子宫腺肌病时子宫会增大，但表现为均匀的、弥漫性的球形增大，且很少超过妊娠 3 个月的子宫大小。子宫肌瘤会导致子宫不均匀增大，在没有肌瘤生长的地方，子宫的形态和解剖还是正常的。如果从症状上难以鉴别，可以借助于 B 超或者 MRI 等影像学检查来确诊，结合症状和B超检查，就可以准确分辨到底是子宫腺肌病还是子宫肌瘤。

子宫肉瘤

子宫肉瘤是一种非常罕见的恶性肿瘤，起源于子宫内膜的子宫肌层或结缔组织，通常表现出侵袭性，恶性程度较高，预后较差。子宫肉瘤引起的症状和子宫肌瘤很相似，包括异常的月经、盆腔压迫症状和子宫的包块，这些临床症状与子宫平滑肌瘤患者相同，所以子宫肉瘤和子宫平滑肌瘤很难鉴别，如果患者的症状比较明显，或者肌瘤生长的速度很快，在使用了相应的药物，如 GnRH 后症状完全没有得到缓解，就要考虑子宫肉瘤的可能。

在手术结束后，切下来的子宫肌瘤会被送到病理科做进一步检查，也就是把子宫肌瘤切成很薄很薄的小片，在显微镜下观察，从细胞水平作出最后诊断。大多数子宫肉瘤是从病理结果中被诊断的，所以患者不是做完手术就一劳永逸了，还需要关注自己的病理结果。虽然子宫肉瘤是一种预后很差又较难鉴别的肿瘤，但是子宫肉瘤的发病率非常低，有研究表明，从 34 728 例手术后的病理分析中，报告子宫肉瘤的发生率为 0.36%（278 人中有 1 人），所以得了子宫肌瘤的女性朋友也不必过分担心。

子宫内膜癌

子宫内膜癌是源自子宫内膜的癌症。其病因是由于内膜细胞异常生长，并且具备了能够侵袭或扩散到身体其他部位的能力。子宫内膜癌也可以引起出血、下腹坠胀感或疼痛。那如何鉴别子宫内膜癌和子宫肌瘤呢？

子宫内膜癌的出血和月经不同，是癌组织引起的出血，没有正常月经的规律性，一般表现为非经期出血、出血时间长，而且伴有水样有异味的白带。由于是内膜恶变引起的出血，内膜癌在影像学中还表现为内膜增厚，而子宫肌瘤患者的内膜厚度是正常的。从年龄来看，子宫平滑肌瘤多发生于育龄期女性，而子宫内膜癌则多发生于绝经后女性，肥胖、长期使用雌激素类药物也是子宫内膜癌的高危因素。同时，对于怀疑子宫内膜癌的女性，血液中肿瘤标志物也会有相应的升高。如果是绝经后出现阴道出血症状，建议进行宫腔镜检查以明确诊断。宫腔镜检查能够实现宫腔的直接可视化，且可以用于检测病变或肿瘤的存在。它也可以帮助医生在损伤最小的情况下精确获取子宫内膜标本，更好地诊断子宫内膜癌。

由此可见，虽然子宫肌瘤位置隐蔽，但是只要它为祸一方，想要把它揪出来不是难事。

发现子宫肌瘤应当如何处理

小的子宫肌瘤如沙粒一样小，只有通过显微镜才能看到，很多女性朋友一生不会发现；大的子宫肌瘤可以长到篮球大小。幸运的是，大部分的肌瘤不需要特殊处理。不给女性带来任何症状和不适，仅在体检中发现的子宫肌瘤，女性朋友完全可以与它和平共处，只要每半年按时复查即可。肌瘤的症状和它所在的位置、肌瘤的大小和数目有关，一般来说，越大的肌瘤越有可能引起不适。从大小来看，大肌瘤会压迫膀胱和直肠，引起尿频和便秘；影响子宫肌层收缩，引起经量增多，甚至贫血；肌瘤生长过快，内部血供不足引起肌瘤变性造成疼痛；少数情况下，肌瘤堵塞输卵管，或侵犯宫腔，影响受精卵着床，可能会引起不孕、流产和早产。如果体检发现了肌瘤，建议去医院寻求医生的建议，特别是在肌瘤引起不适的情况下，需要在医生指导下进行专业治疗。

如果是有症状的子宫肌瘤，或者在观察过程中肌瘤逐渐增大，那么就需要去医院进行专业治疗，缓解肌瘤造成的症状（如异常出血、疼痛、压迫）。肌瘤的治疗方式有很多种，包括打针、吃药、放环和手术等。

打针　肌瘤是激素依赖性疾病，打针（促性腺激素释放激素类似物，GnRH）可以通过关闭生产雌孕激素的工厂——卵巢，从而降低体内雌孕激素水平，甚至达到绝经期状态，给肌瘤“断粮”，让它“饿瘦”。一般每 1～3 个月打一针。

吃药 可以缓解症状的药物包括止血的氨甲环酸和孕酮，抑制雌孕激素的米非司酮、雷洛昔芬等，但通常是在打针不管用或不良反应较大时使用。对于贫血的女性，还需要口服铁剂和维生素。遗憾的是，目前所有的药物都不能使已经长出来的肌瘤持续缩小。

放环 对于月经出血严重，并有避孕需要的女性，可以通过放置宫内节育器（左炔诺孕酮宫内节育系统）将孕激素缓慢释放到子宫中，减少经期出血。这种宫内节育器可避孕并减少经血长达 5 年。

鉴于肌瘤在生产后和更年期有明显的消退，对于不想打针、吃药和放环的女性，可以采用期待治疗（持续观察），肌瘤有可能自然缩小。

如果肌瘤引起的症状严重，每次月经都感到身体被掏空，吃药、打针都不管用，还有手术剔除肌瘤、介入治疗等方法可供选择。子宫肌瘤的治疗方式多样，要根据肌瘤的大小、位置、患者年龄和生育计划进行个性化选择。

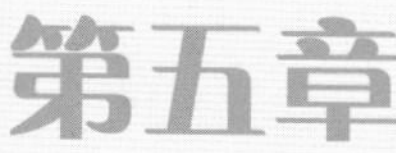

第五章 子宫肌瘤的危害

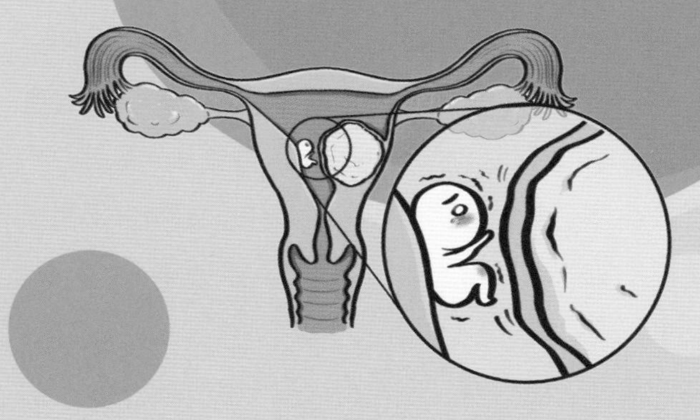

大部分子宫肌瘤是良性的，那么它是不是一定会安分守己地待在自己的位置上不影响人体健康呢？长了子宫肌瘤对身体有害吗？

前文提到子宫肌瘤家族庞大、分支众多，每个分支的风俗习惯、行事风格迥然不同，是否引起症状和肌瘤本身的特点相关。子宫肌瘤可以单发，亦可多发，小的需要借助显微镜才可看见，大的直径可达几十厘米。首先，子宫肌瘤有没有危害要看子宫肌瘤的位置、数目和大小；其次，要看子宫肌瘤本身有没有变化。子宫肌瘤对于健康的影响主要分为对全身健康的影响和肌瘤本身变化导致的影响。

子宫肌瘤对身体的影响

有一部分子宫肌瘤很小，数目不多，并且肌瘤的瘤体大部分藏在子宫肌层，没有突向子宫的浆膜层或者黏膜层，就如同藏身房屋墙壁里面的小石头，虽然比用来砌墙的石头大，但是我们看不见它，也没有影响房屋的外形和功能，这样的子宫肌瘤基本上是没有危害的，即使它长在我们的身体之内，我们也感觉不到它，几乎会忘掉它，只有在定期体检行妇科超声检查时才可能见它一面。对于这类肌瘤，不用过于担忧，但是也不能完全忽视它，需要定期复查，监测它的变化，如果有了明显变化，就需要及时来妇科就诊，请医生来帮助判断并指导下一步处理。

大多数子宫肌瘤没有症状，但也有许多子宫肌瘤引起了明显问题，需要治疗。这时候往往提示子宫肌瘤太大了、数目多了，或者长的位置不好了。

子宫肌瘤对月经的影响

子宫肌瘤对于月经的改变与肌瘤的数量、位置、大小有关。

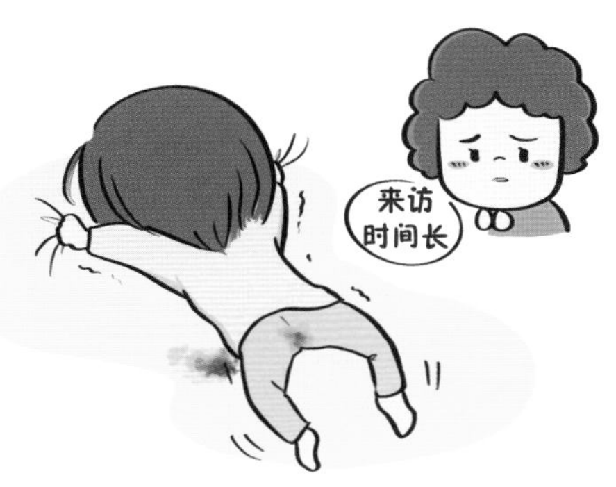

月经量增多、经期延长 大多数情况下，女性朋友会觉得月经量“少”是异常的，担心自己的卵巢功能是不是下降了、衰老了。真实情况下月经量只要达到 20～60mL 就属于正常。相反，月经量增多的女性朋友开始可能还在暗暗窃喜，觉得这下可好了，月经不仅常在，量还这么多，彰显了元气满满。后来月经量越来越多，经期也越来越长，需要 10 天或更长时间，严重影响了生活质量，随之就出现了乏力、心慌等不适，面色也渐渐变得苍白，出现了记忆力减退，工作也觉得力不从心，有些女性到医院检查时已经出现了严重贫血，需要紧急输血纠正贫血状态。这时经过检查发现了子宫肌瘤，子宫肌瘤就是上述一系列不适的元凶，可能需要手术治疗。

子宫肌瘤对大、小便的影响

有些女性无缘由出现了尿频、小便困难，或者便秘，到肛肠科、泌尿外科检查后发现一切正常，经医生建议来妇科检查后居然发现得了子宫肌瘤，为什么子宫肌瘤会影响大、小便呢？

子宫前壁下段的肌瘤可向前压迫膀胱，引起尿频；位置稍微靠下的肌瘤会压迫尿道，进而出现排尿困难及尿潴留。多达60%的子宫肌瘤患者可出现各种尿路症状，包括尿频、膀胱排空困难，极少数情况下还可有完全性尿道梗阻。长在子宫前壁肌瘤直接压迫膀胱或长在子宫后壁肌瘤将整个子宫向前推时，均可导致膀胱症状；长在侧面的子宫肌瘤会压迫输尿管，一部分患者会伴发腰痛、肾积水，此时的子宫肌瘤多数直径更大，子宫也更大些。子宫后壁下段的肌瘤可向后方压迫直肠引起便秘等症状。当出现了这些压迫症状，需要手术治疗。

子宫肌瘤引起的出血不仅是月经 子宫肌瘤压迫的不仅是前面的膀胱、尿道，侧面的输尿管以及后面的肠管，还会压迫血管。子宫肌瘤压迫直肠导致便秘，经常便秘又可能导致痔疮出血；如果子宫肌瘤同时压迫了盆腔血管，进一步阻碍了肠管静脉回流，无疑会增加痔疮出血的程度。盆腔血管还负责会阴、双下肢的静脉回流，所以引起的不仅是痔疮出血，还会导致会阴局部或下肢水肿，甚至还可导致血栓栓塞。出现了上述这些情况，就需要去找医生就诊，了解子宫肌瘤有无增大，这些症状是不是由于子宫肌瘤导致的。

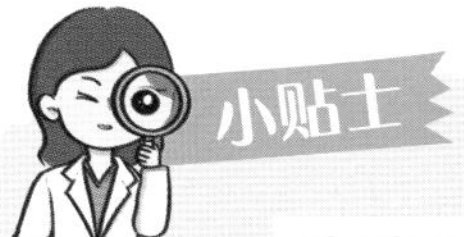

变胖要警惕是不是子宫肌瘤在捣乱

张阿姨今年50岁了，自认为身体健康，基本没去体检过，最近却发现肚子慢慢大起来了，像是怀孕6个多月了。张阿姨依然没在意，认为自己是“中年发福”了，结果某天脚扭了，去医院看病，被骨科医生提醒说肚子里有个大包块，这才来妇科门诊就诊。不查不知道，一查吓一跳，原来导致肚子变大的是巨大的子宫肌瘤及被撑大的子宫。最终医生为张阿姨进行了手术治疗，切下来的子宫称重达到4 345g，近正常子宫重量的100倍！手术后张阿姨肚子恢复了平坦，一下子就“减肥”成功了。

还有一位儿女双全的辣妈，2年前知道自己有子宫肌瘤，个头并不大，于是没有在意，但是她特别在意自己的体型，最近觉得肚子上的肉多了，即便节食和运动效果也不明显。直到体检时医生告诉她，子宫肌瘤的直径已经达到了18cm！此时她才来到医院，经过检查及手术最终切掉了重达1 900g的子宫肌瘤，她也“减肥”成功了！

子宫肌瘤引起腹痛

子宫肌瘤会引起经期腹痛 由于子宫肌瘤影响了子宫肌层的正常收缩，经期血量增多，增多的血在宫腔里形成积血块，却因为子宫肌层收缩异常不能及时排出，导致出现疼痛，排出血块后疼痛会明显减轻。

子宫肌瘤引起盆腔疼痛或压迫感 盆腔的不适可能表现为长期或间歇性钝性压迫感或钝痛，还可引起下腹坠胀和腰酸背痛，这是因为子宫肌瘤导致盆腔充血增加，进而引发种种不适，出现这些症状的女性可以没有月经改变。

子宫肌瘤引起深部性交痛 部分子宫前壁或宫底部肌瘤可能引起深部性交痛，这和子宫肌瘤的数目、大小似乎没有关系，需要及时就诊，由医生解决。

子宫肌瘤引起急性腹痛 带蒂的浆膜下肌瘤，好像是西瓜通过一个细细的藤和主藤相连，在剧烈运动时带蒂浆膜下肌瘤就像是经历了地震一般剧烈晃动，因为重心不稳，在晃动时不小心翻了个，被称为“蒂扭转”。重重的肌瘤无法自己翻转回来，于是引发剧烈腹痛，加上内脏的牵拉，会出现恶心、呕吐、肛门坠胀感等。

完全长在宫腔里的带蒂的肌瘤是不是就不会引起急性腹痛了？宫腔的容积仅有 5mL，肌瘤的活动空间非常小，没有空间翻滚，自然就不会引起急性腹痛了。其实这个问题说对了一半，完全长在宫腔里的带蒂的子宫肌瘤确实不会翻滚，可是好奇心极强的它想着快点儿长大到门外瞧瞧，于是就拼命向宫颈口外方张望，同时号召子宫肌层收缩，帮助它往宫颈口方向移动，引起阵阵宫缩，可是这种宫缩排出的不是孩子而是瘤子，宫缩痛加上肌瘤嵌顿在宫颈管内引起的放射性疼痛和分娩痛相差无几。

除此之外，子宫肌瘤变性通常可引起盆腔疼痛，还可能导致低热、呕吐、子宫压痛、拒按，白细胞计数升高或腹膜刺激的表现。这里说的“变性”是良性变，是子宫肌瘤快速增长，血供相对不足，和肌瘤内部血管退行性变导致的缺血坏死相关。变性肌瘤引起的不适具有自限性，持续时间从数日至数周不等，此时应用抗炎镇痛药治疗通常有效。

如果有子宫肌瘤病史，结合症状、查体及检查结果，基本可能明确有无子宫肌瘤变性。部分患者在行超声检查时探头扫描肌瘤部位即可出现疼痛。如果疼痛原因不明，不能判断，可能需要进行增强盆腔 MRI 检查以帮助诊断。如果急性疼痛考虑由子宫肌瘤引起，需要进行手术治疗，在此之前医生会排除子宫内膜异位症、肾绞痛等疾病。

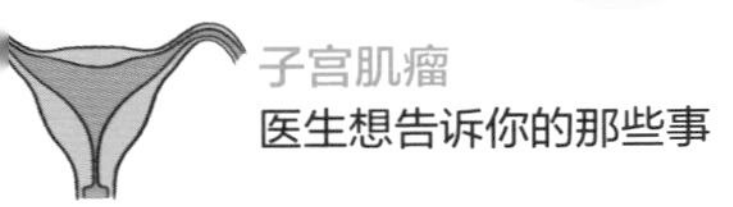

子宫肌瘤恶变

子宫肌瘤是良性肿瘤，恶变的概率非常低，但还是有0.4%～0.8%的女性难逃肌瘤恶变的噩运。如果恶变为子宫平滑肌肉瘤，大多数预后较差，可能导致阴道出血、下腹疼痛，晚期肿瘤细胞可以通过血性散播、直接蔓延和淋巴转移等方式到身体多个部位。子宫肌瘤恶变常见于年龄较大、肌瘤较大且生长迅速的人，特别是绝经后肌瘤仍在迅速增长或绝经后出现肌瘤伴下腹疼痛和阴道不规则出血的患者，这类患者要及时到医院就诊，警惕恶变的可能。

如果发现子宫肌瘤，要定期复查，即便是在绝经以后。绝经后还在继续生长的子宫肌瘤要警惕恶变的可能性，必要时遵医嘱进行手术治疗。

子宫肌瘤对妊娠的影响

影响宫腔形态的肌壁间肌瘤和黏膜下肌瘤占据了宫腔空间，并且改变了黏膜层性质，影响了宫腔的内环境，进而会影响胚胎着床，可导致患者受孕困难，同时增加自然流产的风险。如果肌瘤组织出现在子宫角部，可能压迫输卵管的入口，导致精子不能上行至输卵管与卵子结合，继而影响受孕；导致子宫变形，妨碍受精卵着床而阻碍受孕。即使受精卵已着床，较大肌瘤合并妊娠时由于机械性阻碍胚胎发育及宫腔感染，也容易引起流产。另外，肌瘤还与不良妊娠结局有关，如胎盘早剥、胎儿生长受限、胎先露异常、早产临产和早产等。如果到了分娩期，可能影响正常的阴道分娩，从而导致剖宫产手术。此外，会增加产后出血及感染的概率。

如果子宫肌瘤比较小，而且没有长在特殊的位置，可以先观察，也可以带瘤怀孕。如果子宫肌瘤比较大、位置特殊，则应该和医生充分沟通，在了解病情后决定是否可以先行肌瘤剔除术，之后再考虑妊娠。

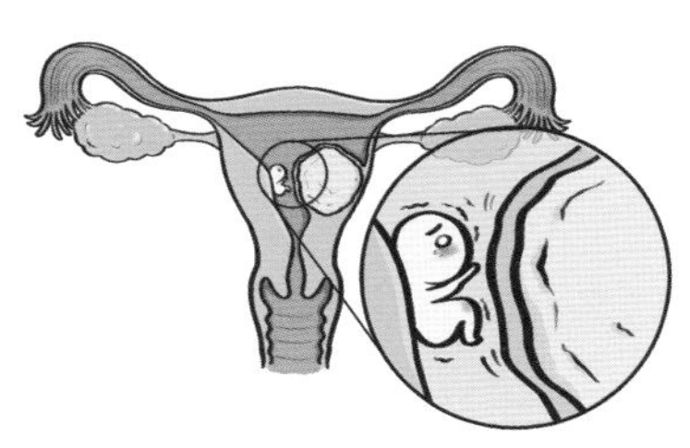

子宫肌瘤对生活的影响

子宫肌瘤对生活质量的影响

有症状的部分子宫肌瘤患者可能自诉多种症状及担心肌瘤影响人际交往、就业和整体健康。有调查研究显示，部分有症状的子宫肌瘤患者报告有疲惫、悲伤或灰心；部分患者认为肌瘤使她们不能掌控自己的生活；部分患者报告子宫肌瘤影响了其参加体育和社交活动，或者影响了她们的职业发展。

症状更严重的患者，生活质量受损也更明显，对肌瘤及其治疗影响存在各种担忧，生活质量满意度更低。

增大的子宫肌瘤常常需要手术治疗，目前常用手术方式有开腹或微创两种，但是像上面提到的这两位肌瘤患者，都是因为没有早期就诊而导致子宫肌瘤过大，失去了微创手术的时机，只能行传统的开腹手术，这样腹部会留下明显瘢痕，对于爱美的女性来说可能是种遗憾吧。

因此，如果发现腹部异常增大，需要及时到医院就诊，明确有无疾病存在，需要治疗就尽早治疗。

子宫肌瘤对经济方面的影响

发现子宫肌瘤需要定期就诊复查，行必要的检查，或者行手术治疗，需要产生一定的花费，总的来说，上述费用是可以接受的，并且有医保可以报销。只有少数情况下因没有及时就诊导致病情较重或者出现合并症，会导致治疗费用增高。

总的来说，对于子宫肌瘤，定期就诊，及时治疗，花费相对较少，并不会产生明显的经济负担。

如何判断子宫肌瘤是否对健康产生危害

如果子宫肌瘤引发了身体上的不适，女性应该及时到医院就诊，医生会结合具体情况进行进一步的专业检查，明确不适是否由子宫肌瘤引起。

询问病史

中医的精髓是望闻问切。《难经》曰："望而知之谓之神，闻而知之谓之圣，问而知之谓之工，切脉而知之谓之巧。"这里"望"指的是观气色，"闻"指的是听声息，"问"指的是询问症状，"切"指的是摸脉象。西医和中医有异曲同工之处，西医讲究的是询问病史、体格检查、辅助检查，下面先讲一下询问病史环节需要注意的问题。

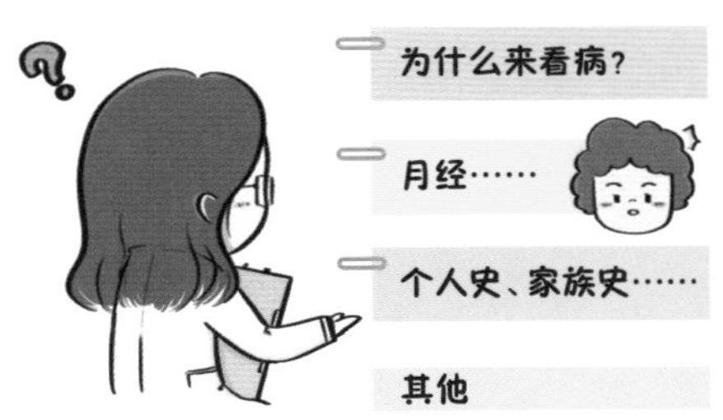

这一环节说白了就是问答环节，虽然女性朋友是带着许多问题来就诊的，但可不是你问医生答，而是医生问你来答。

医生往往会先问："为什么来看病，哪里不舒服？"这时就需要女性朋友单刀直入，简明扼要地说明来就诊的原因，帮助医生快速找到方向。比如说"因为经量增多、经期延长来就诊"，或者是"因为尿频、便秘来就诊"。别看问题如此简单，也会经常闹出笑话。比如有的女性说："我的经量好着呢，没有增多，就是有点儿乏力"，再追问则会说："使用夜用卫生巾也会侧漏，一个晚上要换上好几片。"这已经属于月经过多了。

接下来，医生往往会问女性月经的个人史，平时月经多少天来一次（月经周期）、多少天干净（经期）、上次月经最后一天的日期（末次月经）以及经量有没有变化、怎么变化的、什么时候出现的变化……看似简单的问题，很多女性却无法准确回答。这里建议女性朋友准备一个月经备忘录，以备急用。有一些细心的女性朋友会带着一个写了密密麻麻文字的本子来找医生，上面详细记录了月经的相关信息，这就可以事半功倍了。

之后，医生的提问可能会集中在个人史和家族史，比如过去或现在有没有什么疾病、有没有吃什么药、有没有做过什么治疗、有没有做过手术、对什么药过敏……这里需要提示大家，类似高血压、糖尿病、高血脂等常见病可千万不能被忽视。"有没有做过手术"总没有争议吧，不用再提醒了吧？可不是这样的！有的女性朋友会小心谨慎地说："做过双眼皮手术”，同时也有女性朋友认为“剖宫产术不算手术”。剖宫产术可是一个不小的手术，关键是在子宫上动刀子，可能形成盆腔粘连，对可能进行的子宫肌瘤剔除术产生直接影响，女性朋友可不能把剖宫产术忽略掉。

询问病史环节并没有到此结束，其余的问题就是即兴问答了，考验女性朋友随机应变的能力，要如实说出自己的情况。医患永远是一个团队的战友，共同的敌人是疾病，千万不要和医生隐瞒病史。

体格检查

问诊之后，医生会对患者进行体格检查，包括腹部检查和妇科检查，必要的情况下会酌情检查患者的生命体征。子宫肌瘤很少引起发热，发生变性时除外。严重月经过多的患者可能发生贫血，会有贫血的相应表现，如眼睑、甲床苍白，甚至是巩膜蓝染等。

腹部检查应包括针对盆腔、腹部肿块的触诊。腹部触诊可发现子宫是否存在了子宫肌瘤、大致的大小，同时初步了解子宫肌瘤的位置。

妇科检查时医生会进行双合诊以了解子宫的大小、轮廓和活动度。子宫肌瘤可能表现为子宫增大、可活动且轮廓不规则。这些发现有助于跟踪子宫的变化，以及制订手术方案（如横切口或纵切口，经阴道手术、经腹腔镜手术或经腹部手术）。

医生通常使用上下轴宫底高度对照妊娠子宫的大小来描述子宫的大小。例如，孕 12 周的子宫宫底刚好超过耻骨联合，孕 16 周的子宫宫底则位于肚脐与耻骨联合的中点，孕 20 周的子宫宫底位于脐的高度。如果为较小的肌壁间或黏膜下肌瘤，则子宫增大或轮廓不规则的情况可能不明显。

医生在查体会同时作出一些排除性意见，如果子宫增大且位置固定，则需要考虑炎症（如子宫内膜异位症）或恶性肿瘤的可能性。

少见情况下，使用窥器可在宫颈外口发现脱出的黏膜下肌瘤。这些肌瘤应切除，依据其坚实的质地和病理检查结果可与大的宫颈或子宫内膜息肉进行鉴别。

使用窥器进行检查时，或者在双合诊时，宫颈肌瘤可表现为增大的宫颈。带蒂的宫颈肌瘤看起来也可能像脱出的肌瘤，故宫颈肌瘤通常必须通过影像学检查确诊。

辅助检查

超声 对于妇科而言，最常用的盆腔影像学检查是 B 超，可显示肌瘤的大小及其在子宫内的位置，这些信息有助于确定临床影响及治疗方案，主要包括以下信息。

1. 是否存在黏膜下肌瘤。这类肌瘤最可能造成月经的改变或不孕，但其他部位的肌瘤也可引起这些表现。

2. 存在肌瘤的位置是 1 个还是多个。制订治疗方案时必须考虑到所有位置的肌瘤。例如，单个黏膜下肌瘤与黏膜下肌瘤合并肌壁间肌瘤的处理方式可能不同。

3. 肌瘤的大小或位置是否与肿块相关症状相符。只有在子宫足够大时，才可能发生盆腔疼痛或压迫感。另外，如果有前壁肌瘤紧靠膀胱，则可能出现尿道症状；如果有后壁肌瘤或左侧肌瘤压迫直肠或乙状结肠，则可能出现肠道症状。

4. 是否存在肾积水。假如子宫肌瘤压迫输尿管，会引起梗阻性肾积水，必须进行相应治疗以避免发生肾衰竭。

让女性朋友纠结的常常是做黑白 B 超还是彩色 B 超。听说彩色 B 超准确，自己没有特意和医生强调要做彩色 B 超，医生会不会给开成黑白 B 超？这里请放心，现在临床以彩色 B 超为主，当然这是二维超声，至于“三维”“四维”超声在肌瘤检查方面应用比较少，除非是特殊位置的肌瘤，或者合并特殊情况。

血常规 这项检查对子宫肌瘤的诊断没有帮助，但是可以判断子宫肌瘤对身体影响的严重程度。血常规中一个重要的指标是血红蛋白（Hb），正常女性应该为 110～150g/L，如果血红蛋白在 90～110g/L 称为轻度贫血；60～90g/L 称为中度贫血；30～60g/L 称为重度贫血；< 30g/L 称为极重度贫血。

血红蛋白低于 60g/L 就提示月经量非常多了，女性现在肯定是面色苍白、眼睑苍白（可不要认为是皮肤变娇嫩了），这种情况下是需要急诊止血和输血纠正贫血状态的。

血常规中还有一个重要的指标是血细胞比容（HCT），是指全血中红细胞所占的比例，即红细胞在血液中的浓度，正常的血细胞比容是 37%～43%，这个数值和血红蛋白是遥相呼应的，反映的是一个问题。如果血细胞比容 < 25%，那么也提示具有输血指征。

血常规除了提示是否需要输血，还可以提示是否需要使用抗生素治疗。大家都知道血液营养丰富，是良好的培养基，如果月经持续时间长，子宫内膜上的创面经久不愈，加上表面被覆着血液成分，营养丰富，细菌可不会错失这个良机，争先恐后在宫腔内滋生。人体发现宫腔内有细菌滋生时，就开始产生更多的白细胞、中性粒细胞，这些都是与细菌战斗的“斗士”。血常规包括白细胞（WBC）、中性粒细胞绝对值（NE）、中性粒细胞比值（GR）等指标，如果有升高趋势，则提示体内有细菌潜伏，适当进行抗生素治疗可以彻底消灭细菌，利于身体恢复。

如何减轻子宫肌瘤的危害

例行查体时发现了子宫肌瘤，很多女性就开始焦虑了，应该如何将子宫肌瘤对于健康的影响降至最低，以下几个小妙招，女性朋友不妨尝试一下。

▶ 适量增加运动，改善身体的免疫力和抗病能力，如慢跑、爬山、游泳等。

▶ 科学饮食，均衡营养。饮食宜清淡，少荤多素，少吃酸性、凉性、辛辣刺激和激素含量高的食品。

▶ 保持平和、乐观的心态，注意调节自身焦躁、紧张、郁闷的情绪，以免影响内分泌，使病情加重。

▶ 合理安排作息时间，避免熬夜或通宵，保证充足的睡眠。

▶ 定期体检，早期发现问题，早期治疗。

子宫肌瘤属于良性肿瘤，随着子宫肌瘤及子宫的增大，可能会对人体产生一定伤害，也有一定的恶变机会，需要定期复查，必要时进行治疗。

第六章

如何治疗子宫肌瘤

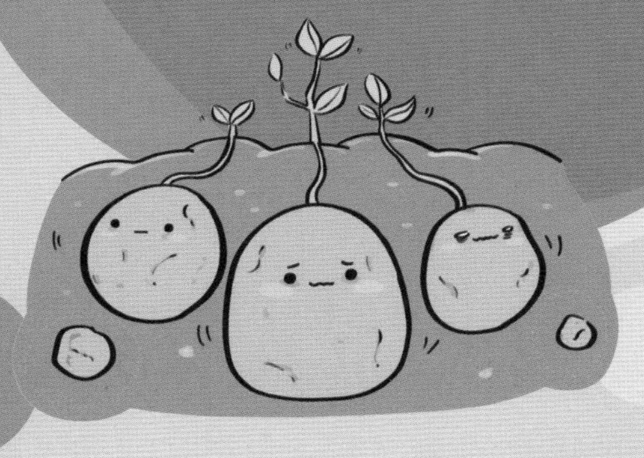

子宫肌瘤是非常常见的良性肿瘤，而且大多数患者没有症状，仅需要观察随诊，因此完全没有必要“谈瘤色变”。多数肌瘤生长缓慢，对于没有症状的肌瘤，每年的妇科查体和盆腔超声对于监测肌瘤的生长速度就足够了。

如果因子宫肌瘤引起月经量增多而导致严重贫血，或者巨大子宫肌瘤压迫周围脏器引起尿频、便秘等，或者在观察过程中子宫肌瘤逐渐增大，那么就不能对它掉以轻心了。面对这种情况，患者需要去医院进行专业的诊断和治疗，缓解肌瘤造成的症状（如异常出血、疼痛、压迫）。

子宫肌瘤的药物治疗

目前可用于控制子宫肌瘤的药物种类比较多，主要分为经口和经皮的药物。虽然使用这些药物彻底消灭子宫肌瘤有点儿困难，但是在缓解子宫肌瘤引起的各种不适方面还是有效的。

促性腺激素释放激素激动剂

促性腺激素释放激素激动剂（GnRH-a）是一种可以从上层起到调控作用的药物。

GnRH-a 是什么 这种药物可以假扮“下丘脑”的角色，向垂体发放虚假信号，告诉垂体“不要向卵巢发放号令了，不要产生雌激素、孕激素了”。卵巢收到这样的命令后就进入了休眠状态，相当于达到了药物性卵巢切除的作用。这种状态下女性朋友体内的雌激素水平迅速下降，甚至很快就达到了绝经期水平，所有的依赖雌激素才能生存的组织细胞这时就进入了萎靡状态，再也不能像雌激素充裕时那样肆无忌惮地生长了，这里面当然包括依赖雌激素生长的子宫肌瘤。

体内雌激素水平减少后，子宫肌瘤体积开始慢慢缩小；同时，子宫的体积也会缩小，从而达到治疗目的；此外，使直径较大的子宫肌瘤通过腹腔镜微创手术治疗成为可能。使用 GnRH-a 的意外收获是经期阴道出血明显减少，这时机体可以趁机休整，提高血红蛋白水平，增加手术的耐受力；使用 GnRH-a 还有一个术中“赠品”——盆腔充血明显减少，进而减少术中出血。目前临床上常用的 GnRH-a 类药物有亮丙瑞林、戈舍瑞林、曲普瑞林等。

GnRH-a 怎么用 和传统药物不同，GnRH-a 通过皮下注射。因为月经的周期是 28 天，相当于每 28 天卵巢就会复活一次，开始产生大量雌激素、孕激素，滋养女性体内的各个细胞。所以，GnRH-a 每 28 天就需要注射一次，把卵巢扼制住。一般月经第 1 日皮下注射 1 次，每隔 28 天注射 1 次，3 ~ 6 次为一个疗程，在此期间子宫肌瘤可逐渐缩小，体内的血红蛋白也可以趁机慢慢升高，为等待择期手术赢得了时间。可以将 GnRH-a 外购回家，按照储存条件保存，在适合的时间自行注射就可以了。

GnRH-a 能一直用吗 GnRH-a 在应用 2 个月就开始出现闭经，子宫肌瘤也得以明显缩小，有痛经的女性应用药物后痛经可以得到明显缓解。既然 GnRH-a 这么有效，长期用下去不就行了吗？非也！这 GnRH-a 虽然疗效确切，但是长期应用会产生很多不良反应，因为它起作用的秘诀就是降低体内的雌激素水平，因此会产生与雌激素水平降低有关的一系列不良反应，主要表现有出汗、潮热、阴道干燥、性欲减退和骨质疏松等类似绝经的症状，停药后这些症状多可消失，但是引起的骨质丢失则需要一年左右才能逐渐恢复正常。

雌激素有什么作用：雌激素可以使阴道壁黏膜变厚，在阴道内维持酸性环境，便于抵御细菌入侵；可以促进女性第二性征发育，使女性更有“女人味”；促进肝脏高密度脂蛋白（“好”脂肪）合成，抑制低密度脂蛋白（“坏”脂肪）合成，降低血液中胆固醇水平；维持和促进骨基质代谢，预防骨质疏松；还可以稳定毛细血管舒张……总而言之，雌激素可以使整个机体处在充满青春活力的有序运行状态，各个器官各司其职。没有了雌激素滋润，女性就会出现更年期症状。

雌激素不足会怎样：雌激素缺乏后会出现一系列不适症状，类似于绝经期改变。

► **月经不再“乖巧”：**原本正常的月经逐渐变得不再正常，月经周期随心所欲，经期长短和经量多少也变得不规则，这主要是卵巢无法稳定发挥功能所致。当然了，如果使用 GnRH-a，卵巢功能处于持续抑制状态，慢慢就会呈现闭经状态。

► **全身血管“玩过山车”：**雌激素水平低下会导致血管舒缩功能不稳定，时而增粗、时而变细，主要表现为潮热、反复出现面部和颈部及胸前皮肤阵阵发红，伴有出汗，一般持续 1～3 分钟，严重的可以影响女性的生活、工作和睡眠。

► **大脑“休眠”：** 通过使用 GnRH-a 降低了雌激素水平，会直接影响大脑。女性开始出现心悸、眩晕、头痛、失眠、耳鸣、注意力不集中、情绪波动大、激动易怒、焦虑不安或情绪低落、抑郁、不能自主控制情绪、记忆力减退等表现，甚至可以出现认知能力下降，进一步发展为阿尔茨海默病。

► **防御功能下降：** 雌激素可以使阴道壁黏膜增厚、维持阴道内酸性环境，预防阴道炎。雌激素减少会使泌尿生殖道萎缩，出现阴道干涩、性交困难和反复阴道感染以及排尿困难、尿急、尿痛等尿道感染症状，严重影响生活质量。

► **代谢功能紊乱：** 雌激素水平降低可以出现糖脂代谢异常，继而出现动脉硬化、冠心病等相关疾病。雌激素除了参与糖、脂肪的代谢，还参与了骨质代谢。雌激素缺乏可以使骨质吸收增加，导致骨量快速丢失，进而出现骨质疏松。

通过上面的描述可以看出，雌激素真是不可或缺，水平降低会导致一系列不良反应，因此 GnRH-a 不能长期应用，一般于手术前短期用药，如 3～6 个月，专业人士称为“术前预处理”；在治疗期间，需要根据血中雌激素水平以及围绝经期症状少量补充雌激素，这种添加小剂量雌激素的方法称为反向添加疗法，预防低雌激素状态相关的血管症状和骨质丢失的发生。如果女性本身已处于围绝经期，短期使用 GnRH-a 可以帮助她们过渡到绝经期而避免手术，这也是个不错的选择。

米非司酮

米非司酮为大家熟知的用法是在早孕期进行药物流产。米非司酮可以导致流产的原因是拮抗孕激素的作用，对抗了妊娠保护剂——孕激素后，妊娠就无法继续维持了。治疗子宫肌瘤也是借用这一原理，可以产生缩小肌瘤体积及减少阴道出血的作用。不过米非司酮一样不能长期使用，因为女性体内如果缺乏孕激素，雌激素就没有了“对手”，长期处于单一雌激素环境下会使子宫内膜持续增生而产生子宫内膜病变的风险。因此，米非司酮一般情况下是 3～6 个月内短期使用。一般用在术前等待过程中，可以为择期手术和腹腔镜手术创造条件，在等待手术过程中，除了子宫肌瘤体积可缩小外，贫血会得到纠正，血红蛋白水平也会升高。

米非司酮是一种口服药，可以缩小子宫及子宫肌瘤的体积，改善月经过多、贫血，减轻痛经及盆腔痛、缓解盆腔压迫症状；费用比 GnRH-a 低。米非司酮的缺点是胃肠道不良反应，可能导致肝功能异常，缩小子宫肌瘤的效果可能没有 GnRH-a 明显。

左炔诺孕酮宫内节育系统

左炔诺孕酮宫内节育系统是什么 相信很多女性对它并不陌生，它是一种带药的避孕环，含有 52mg 左炔诺孕酮，通过每天缓慢释放 20μg 左炔诺孕酮来减少出血，可维持 5 年的避孕效果。

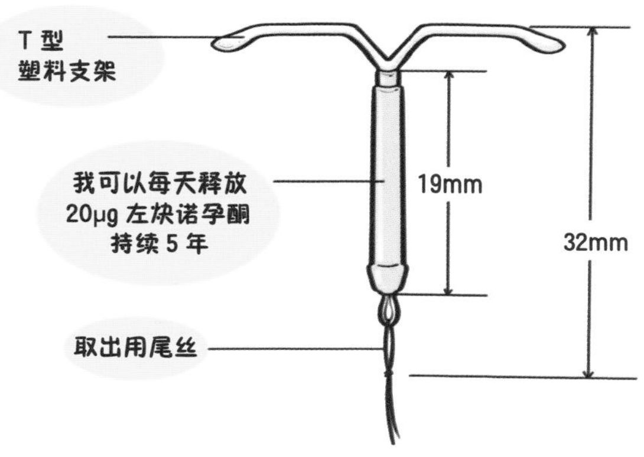

哪些人适合放置左炔诺孕酮宫内节育系统 对于仅有经量增多、子宫体积不大，肌瘤没有影响宫腔形态，又没有妊娠计划的女性来说，左炔诺孕酮宫内节育系统是一个可选方案。它能在很大程度上减少经量，改善贫血。普通避孕环一般在月经干净后 3 ~7 天放置，因为左炔诺孕酮宫内节育系统含有药物，并且环略粗，所以一般在月经的第 5 天放置，这样药物就可以在月经第 5 天释放到体内发挥作用了，和正常的月经周期吻合。

左炔诺孕酮宫内节育系统会影响月经吗 在放置左炔诺孕酮宫内节育系统后，大多数女性的月经模式会发生改变。左炔诺孕酮宫内节育系统通过在体内缓慢释放左炔诺孕酮，抵抗雌激素，使子宫内膜逐渐萎缩变薄，经量因此而逐渐减少，也有少数人出现闭经。部分女性会在放置左炔诺孕酮宫内节育系统 3～6 个月内出现不规则的少量阴道出血，给女性带来一定的困扰，但随着放置时间的延长，这种不规则出血的概率就会得到明显下降，女性朋友大可不必为之烦恼。选择合适的时间（经期出血较少时）放置左炔诺孕酮宫内节育系统可以在一定程度上减少异常出血的发生。

雄激素

雄激素主要是通过对抗雌激素的作用来减轻盆腔充血，继而减少经量，如丙酸睾酮、甲基睾酮，短期内使用在减少子宫肌瘤相关子宫出血方面是有效的。由于雄激素不适合长期使用，所以只能用于短期止血。

子宫收缩药物及止血药物

这类药物对子宫肌瘤本身并无作用，而是通过促进子宫收缩及止血来减少出血。如缩宫素、氨甲环酸，这也是一种治标不治本的方法。

子宫肌瘤的手术治疗

小的子宫肌瘤如同沙粒，只有通过显微镜才能看到，女性一生可能都不会发现；大的甚至可以长到篮球大小。幸运的是，大部分子宫肌瘤不会给女性造成不适的，仅在体检时发现，完全可以和它和平共处，不需要特殊处理，只要按时复查即可。

子宫肌瘤需不需要治疗，和它会不会引起女性的不适、会不会给女性的生活带来不便、有无影响女性的怀孕生娃计划息息相关，而这些均和子宫肌瘤的位置、大小、数目有关。如果体检发现了肌瘤，建议去医院就诊，在医生指导下进行专业的治疗。

哪些子宫肌瘤需要手术治疗

子宫肌瘤长在子宫上，如果一直安静本分，是可以不行手术治疗的，只需要监视它的生长即可。如果有一天，子宫肌瘤出现了以下情况，影响了女性的身体健康，经过医生评估后认为需要进行手术治疗，那么大家也不要犹豫。

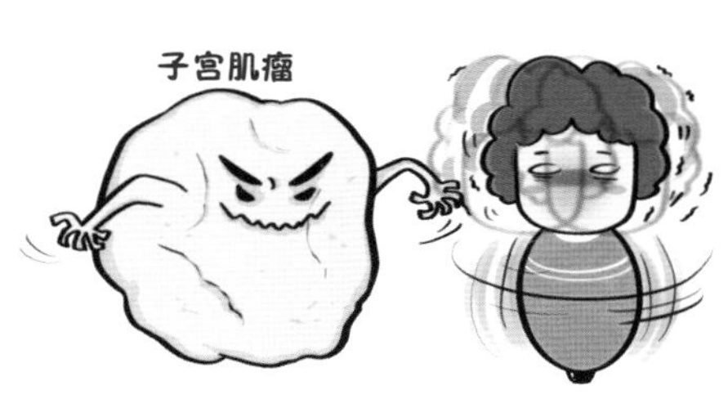

子宫肌瘤导致月经异常 如果子宫肌瘤突然间使原本正常的月经变得异常，这时女性需要提高警惕，最好到医院就诊。如果在医生的指导下采用药物治疗后仍然无法改变症状，经量依旧过多，甚至导致了贫血，这时就需要考虑手术治疗了。

子宫肌瘤蒂扭转 如果女性朋友在剧烈运动、体位突然变化时出现剧烈的下腹痛，可能是出现了子宫肌瘤蒂扭转，这是一种需要马上解决的危急情况。除了剧烈下腹痛，还会出现恶心、呕吐、肛门坠胀感。如果子宫肌瘤蒂扭转持续时间长，扭转的蒂部血运被长时间阻断，子宫肌瘤就可能出现缺血坏死、局部微血栓形成，随着时间进一步延长，还可能继发感染、血栓栓塞。这时女性朋友需要马上到医院急诊就诊，唯有外科手术才可以解决这个问题。

子宫肌瘤导致小便困难、便秘 长在子宫前壁的肌瘤可以向前侵占膀胱，使膀胱的容量变小，进而出现了尿频；有的肌瘤位置稍低，可以压迫尿道，进而出现了小便困难。长在子宫后壁的肌瘤，可以向后侵占直肠，阻碍了大便排出的通道，进而出现了便秘。这些由于子宫肌瘤侵犯导致的压迫症状只能借助手术才能彻底解决。

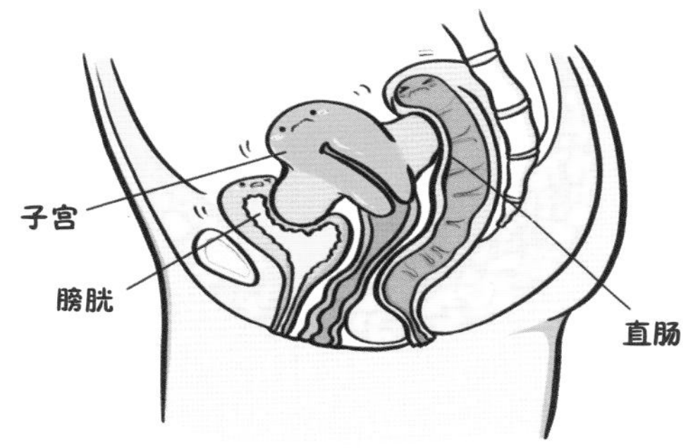

手术前需要做什么检查

子宫肌瘤的术前检查就像一面魔镜，从前后、左右、上下各个方面窥探子宫肌瘤的样子以及子宫肌瘤已经带来了哪些负面影响。

妇科检查 让众多女性朋友感到焦虑不安的妇科检查可是子宫肌瘤术前的必做检查。对于没有性生活史的女性，医生会以其他检查方式代替。超声已经明确提示了子宫肌瘤，并且位置和大小都描述得很清楚，为什么还要做妇科检查呢？妇科检查就相当于妇科医生的眼睛，可以和超声互相补充，帮助医生了解超声看不到的内情，如子宫肌瘤和子宫、双侧附件的位置关系，子宫肌瘤的活动度、子宫肌瘤在盆腔内占的空间，这样就可以在术前充分了解盆腔情况，做到术前心中有数。再结合超声检查，就可以决定患者术前是否需要预处理了。

超声检查 通过超声检查，医生可以明确子宫肌瘤属于哪种类型，以及子宫肌瘤的数量、位置等信息，再结合患者的临床表现，就可以对子宫肌瘤作出准确的临床诊断并制订治疗计划了。

妇科超声有两种常用类型，一种是经腹部超声，需要经历坐立不安的“憋尿”过程；一种是经阴道超声，需要将超声探头伸进阴道里，难免有些尴尬。一些女性又开始纠结了究竟选哪个好了。有一个短平快的方法来解决这一问题，就是听医生的建议。医生在做妇科检查时对子宫肌瘤的大小、类型、数目已经有了初步判断，可以根据查体情况选择超声途径。如果子宫肌瘤较大，直径≥6cm，甚至已经超出了盆腔范围（如孕12周大小），这时就不适合做经阴道超声了（不是因为阴道超声看不清楚，而是因为子宫肌瘤太大，超出了阴道超声的视野范围），只能选择腹部超声。

盆腔 MRI 子宫肌瘤家族中有一些特殊类型，如弥漫性平滑肌瘤病、静脉内平滑肌瘤病，发生率实在太低了，仅依靠超声检查往往无法明确诊断，这时就需要进行盆腔MRI检查，两者取长补短，有助于识别这些少见的子宫肌瘤。

全面评估 医生结合患者的妇科、超声、盆腔 MRI 检查结果以及不适症状，会和患者进行充分沟通，最终是否手术的决定是由患者作出的。俗话说“伤筋动骨一百天”，手术可是一件大事，手术前一定要做好充分的准备，这个“充分的准备”不仅是充分认识子宫肌瘤，还包括对全身各器官功能的充分了解，评价心肝脾肺肾对麻醉和手术的耐受情况。

“心”之旅：心脏是伴随我们每一天的“发电站”，像泵一样把血液输送到各个器官，距离我们最近也最远。手术前必须通过量身定制的检查方法明确心脏的健康状况，以判断它能否承受手术。这个“量身定制的检查方法”主要有两种，一种是心电图，另一种是超声心动图。

所谓心电图，大家应该都很熟悉，就是在手腕、脚腕上分别夹上一个夹子，然后在胸前吸上 6 个小吸盘。可别小看这些夹子和吸盘，通过医生的操作，心脏的功能情况就一清二楚了。心电图只是抓拍到了做心电图过程中心脏各部分间的工作状态，如果在这短短的几秒内有问题，可能还需要做 24 小时动态心电图（Holter），全方位观察 24 小时内心脏跳动情况，以便更清楚地掌握心脏的健康状况。

超声心动图就是给心脏做超声检查，直视心脏的每一跳，看看心脏可以回收多少血液，然后可以泵出多少血液，通过一些数字计算，就可以评估出心脏和各个瓣膜的功能情况。

“肺”之恋：虽然子宫肌瘤长在盆腔，但是要是计划做手术，事情就没有那么简单了。检查过心脏之后，下一步就是肺脏的评估了。

肺主管人的呼吸系统，在氧气供应方面有不可替代的作用，一般通过胸部 X 线以评估肺功能。年轻的女性可能会说我能跑能跳，身体棒着呢，这个步骤能不能跳过呀？还真不能，真的有患者通过胸部 X 线发现了肺炎。肺脏的代偿功能非常强大，轻度肺炎患者并不会有明显不适，但是如果做手术，肺脏可能无法承受麻醉的打击。所以还是在手术前把摸底工作做好，把潜在隐患解决掉，然后再踏踏实实手术。

“腹”之功：子宫做手术，对于腹腔各脏器而言，就像经历了一场“地震”。怎样才能知道腹腔脏器的稳定性、会不会在“地震”中分崩离析，这时超声再次闪亮登场。手术前一般会做肝胆胰脾双肾超声，就是看看肝脏、胆囊、胰腺、脾脏、肾脏这些腹腔脏器的外观、形态、回声等是否正常。尤为重要的就是肾脏，有一些合并高血压的患者，在这个过程中可能会发现肾上腺上长了一个肿瘤，那么高血压可能就是这个肿瘤在捣乱。有些患者在检查过程中发现肾积水，可能是因为子宫肌瘤长在了子宫的侧面，压迫了输尿管，那么手术就更是刻不容缓了，也提示医生子宫肌瘤和输尿管紧密相连，术中容易出现输尿管损伤，必要的情况下术前还需要放置输尿管支架来保护输尿管。术后也需要做超声检查对比下肾积水是否得到缓解。

“血”之献：在做术前检查时，抽血是必不可少的一步。女性朋友常担心的是两个问题：首先是会不会特别痛；其次是本来就贫血，又抽了好多管血，能不能少抽些。抽血过程中的疼痛对于成年人来说是可以承受的。关于取血量，由于术前需要检查的项目比较多，最起码也要抽 4 管血，但是每一管血也就 2～5mL，取血量非常少，和一次月经比差远了，女性朋友不用担心失血过多的问题。

血液流经全身各脏器，在经过时顺便带走了这些器官的标志性产物，如肝脏产生的转氨酶、胆红素；胰腺产生的淀粉酶、脂肪酶；代表肾功能的尿酸、肌酐、尿素氮；代表心功能的心肌酶家族；以及具有重要作用的血糖、白蛋白、各种离子、凝血因子。通过抽血检查可以把隐藏在体内的上述信息统统搞明白，发现很多隐藏的问题。比如有的患者发现了肝功能异常，需要先进行药物治疗，等肝功能恢复正常后再手术；有的患者发现了贫血，需要术前先做预处理、纠正贫血状态后再择期手术；有的患者发现了糖尿病，这对后续饮食、运动计划的制订至关重要。

子宫肌瘤手术前的准备

入院前的准备工作

正如前文所说，一些药物可以用来做术前准备，如 GnRH-a、米非司酮等，用来缩小瘤体、减少出血、改善贫血情况，使手术难度下降、手术时间缩短、减少术中出血等。根据文献报道，GnRH-a 连续 6 个月给药能缩小肌瘤体积 30%，整个子宫缩小 35%。幸运的话，有些个体较大的肌瘤可以在 GnRH-a 的作用下明显缩小，使得原本只能开腹的手术得以在腹腔镜下进行。

另外，由于手术常规出血导致进一步失血，因此对于贫血的患者来说，需要使血红蛋白达到 80～90g/L 以上才能保证手术的安全。一般情况下，医生会开具止血及改善贫血的药物，使术前血红蛋白达到可以耐受手术的状态。

入院后的准备工作 住进病房后，在手术前，主刀医生会再次对患者进行妇科检查，了解子宫肌瘤的情况以及预处理的效果。麻醉医生、手术室护士也会进行术前访视，了解患者的基本情况，主要是为了保证麻醉、手术可以安全进行。

除此以外，术前还需要做肠道准备，通俗而言，就是灌肠。虽然肠道的“家”在腹腔，子宫的“家”在盆腔，肠道住在子宫的楼上，但是两者之间并没有隔板，体积巨大的肠管会往下冲，试图把楼下的领域占为己有。这些肠管在手术操作时会带来很多干扰，甚至产生副损伤。为了让手术操作顺利进行并尽量降低副损伤的风险，在手术前就需要给肠管“上上课”。一般会采取口服通便药结合甘油入肛的方式，让肠管尽量排空，减小术中肠管的体积，便于手术操作、降低副损伤，还可以使“无便一身轻”的肠管在术后更早地恢复蠕动功能。

手术方式的选择

目前子宫肌瘤比较常用的手术方式有三种，即开腹手术、腹腔镜手术、宫腔镜手术。

开腹手术

开腹手术是一种最经典、最古老的手术，基本上可以应对各种大小的子宫肌瘤，在直视下进行手术操作。开腹手术需要在腹部做一个切口，现在一般采取横切口，如果肌瘤太大，使整个子宫呈孕 5 ~6 个月的大小，这时有可能需要做纵向切口，因为纵向切口更容易暴露术中盆腔情况。

大多数女性朋友最顾虑的不是术后子宫上的瘢痕，而是肚皮上的瘢痕。在临床工作中，常见到有女性因为之前做过开腹手术，总觉得肚皮上的瘢痕不顺眼，于是就在瘢痕上做了个文身。这种时尚和古老的撞击，留下的是一种和谐美。但如果和二次开腹手术不期而遇，就会破坏文身的完整性。

腹腔镜手术

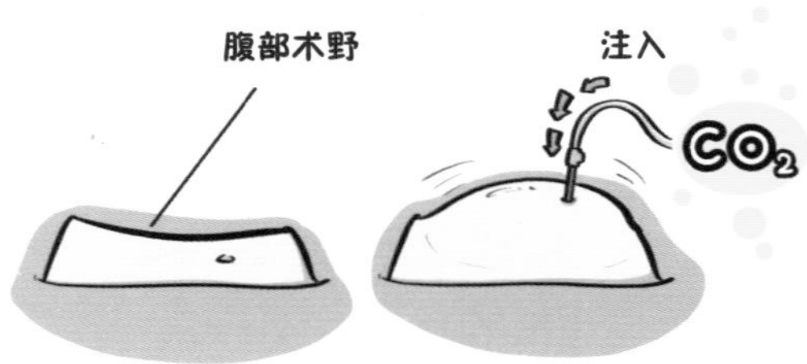

顾名思义，腹腔镜手术就是在腹腔里放进一个摄像头，摄像头可以把盆腹腔的内景投射到体外的显示屏上，这样就可以看着显示屏进行手术操作了。

腹腔镜的诞生让爱美女性对肚皮瘢痕的顾忌问题迎刃而解。简而言之，这个手术就是在腹壁上取 3～4 个直径为 0.5～1cm 的小切口，然后通过小切口向腹腔内打气，现在一般选择的是二氧化碳气体，使腹部膨隆，这样就有了手术操作的空间。手术器械通过小切口进入腹盆腔，把肌瘤切除并分解成小块后从小切口取出。接下来的一个重要步骤是把二氧化碳气体排放干净，然后就可以关腹了。

在腹腔镜手术过程中，医生的手是无法触摸子宫的，只能通过显示屏看到子宫。外突的子宫肌瘤影响了子宫的外部形态，可以被发现并且剔除。但是一些小的肌瘤，由于没有影响子宫的外部形态，术中就发现不了，只能被遗留在子宫上。

需要提醒大家的是，腹腔镜下能够剔除的肌瘤数量和大小有限。过大的肌瘤把盆腹腔占得满满的，没有给器械操作留下空间，因此就没有办法选择腹腔镜手术；有些较小的、位置较深的肌瘤因为没有影响子宫形态，则可能无法被发现。

奇怪的是，明明做的腹部手术，可是有的患者术后却出现了肩膀疼痛，其实是因为手术过程中二氧化碳气体被膈肌吸收，刺激了膈神经，导致反射性疼痛。不过放心，二氧化碳作为体内的常驻气体，多余的部分是可以通过肺脏、肾脏的配合排出体外的，肩膀疼痛的症状持续 1 ~ 2 天即可逐渐缓解。

宫腔镜手术

宫腔镜手术不会在皮肤上留下瘢痕，它是通过阴道、宫颈，将一个摄像头放入宫腔内，同时往宫腔内注入液体膨宫。通过这个摄像头就可以直视下看清子宫肌瘤的数目、位置，以及宫腔的形态。这个百变的摄像头不仅可以录像，还可以伸出一个金属丝用来切割子宫肌瘤组织。所以这种手术方式适用于长在了子宫里的肌瘤。

腹腔镜手术是往腹腔内打气，宫腔镜手术是往宫腔内打水。腹腔镜手术打气的过程称为“膨腹”，宫腔镜手术打水的过程称为“膨宫”。“水”的选择可是有讲究的，不是日常喝的矿泉水。因为要进入人体内，所以必须选择无菌水，常用的是生理盐水、5% 葡萄糖注射液、甘露醇注射液，一般由患者是否合并糖尿病以及选择的宫腔镜器械种类决定。

这些水虽然是无菌的，但是如果手术时间长，被身体吸收太多，还是会发生“水中毒”，这是一个会危及生命的并发症。为了避免发生水中毒，如果宫腔内肌瘤太大、太多或者位置太深，就不能一次完整切除，需要进行多次手术。

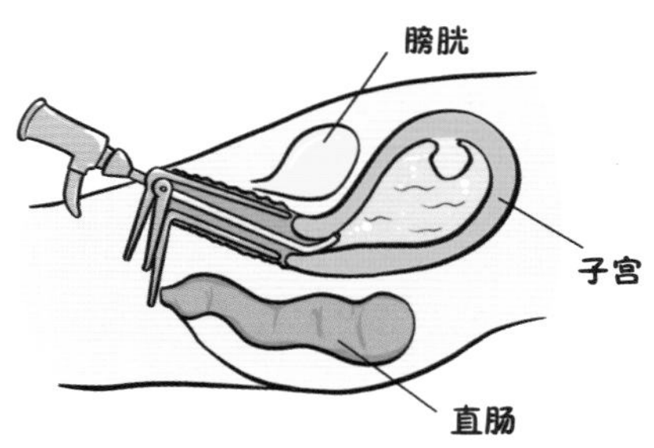

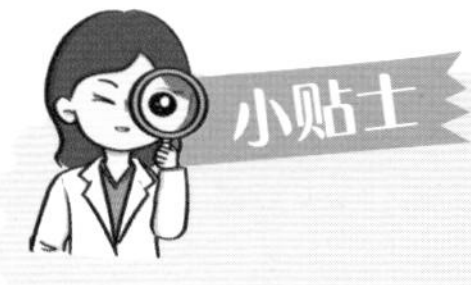

阴式手术

经由阴道切除子宫或子宫肌瘤，切口在阴道内，腹部没有切口。不需要打气或者打水。这是一个超级考验术者手术技巧的手术路径，对患者的选择也比较严格，现在临床上很少采用。

手术范围的取舍

子宫全切术

子宫全切术就是把肌瘤“连锅端”，切除整个子宫，但不切除卵巢，是治疗子宫肌瘤的永久解决方案，但是术后无法再怀孕。因此，子宫全切术适用于绝经或围绝经期，以及没有生育打算，又想达到根治目的的女性。手术的同时也会把宫颈切掉，阴道的断端会缝合关闭，一般经过 2 ~ 3 周的时间就可以长得很好了，术后 6 周后可以同房。

经常有人会问：“子宫全切术后是不是就会变老甚至变成男人了？”当然不是了，对于没有再生育要求的女性而言，子宫已经完成了它“孕育宝宝”的使命，卵巢才是女性保持年轻的“法宝”，所以子宫全切术后只是“月经”不会如期而至，而其他的女性特征会正常保留。

有的女性朋友可能会问：“一并切掉宫颈是不是就不会得宫颈癌了，宫颈癌筛查也就不需要做了吧？”这样做确实不会得宫颈癌了，但是别忘了，阴道的残端也可能发生阴道残端癌。所以每年例行的宫颈癌筛查还是应该做的，这样可以早期发现阴道残端癌的癌前病变。

子宫肌瘤剔除术

子宫肌瘤剔除术是目前最常见的子宫肌瘤的手术处理方式，是在子宫上选择离肌瘤最近的位置切开一个小口子，然后对子宫肌瘤进行钳夹、切割，完整取出子宫肌瘤，最后缝合切口。如果是多发的子宫肌瘤，术中会通过同一个切口尽可能多地取出更多的子宫肌瘤，尽量减少子宫表面的瘢痕数量，这样就能够只切除子宫肌瘤，保留了子宫未来生育的可能。但是保留的子宫组织中仍有可能存在小的肌瘤，手术无法完全切除，术后患者有可能长出新的子宫肌瘤，21%～34% 的女性在 4～8 年后还需要再次手术。

子宫肌瘤剔除术后子宫就变成了瘢痕子宫，盆腔也会发生一定的粘连，再次妊娠时风险升高，有发生子宫破裂、胎盘植入等风险。女性一定要记得在妊娠后如实告诉产科医生子宫肌瘤的手术史，最好携带手术记录找产科医生产检。这样医生就可以充分评估妊娠风险和经阴试产的风险了。

子宫内膜消融术

部分子宫肌瘤让经量增多，女性因失血过多身体变得异常脆弱，可是既不舍得做手术把子宫切掉，又不敢做开腹或腹腔镜手术把肌瘤切除掉。这时子宫内膜消融术就应运而生了。子宫内膜消融术就是用电热破坏绝大部分子宫内膜，等于把韭菜根破坏掉，这样韭菜再也无法周期性生长，子宫就失去了周期性出血的能力，患者可以彻底和经量增多说再见了。在做这个手术之前，一定要确保子宫内膜是并未发生癌变或癌前病变。

这种治疗方法适合于仅有经量增多的女性，如果同时合并尿频、便秘等压迫症状，就不适用了。因为这种治疗方法不会使肌瘤变小或者去除肌瘤，只可以通过破坏子宫内膜而减少因肌瘤引起的经量增多。子宫内膜被破坏后，宫腔的前后壁粘连在一起，初始仅 5mL 的用来容纳妊娠囊的宫腔容积消失了，女性的正常生育力就丧失了。虽然正常妊娠的能力丧失了，但是有可能发生异位妊娠，所以手术后要注意长期避孕。

由于宫腔形态是不规则的，尤其在宫角近输卵管开口的位置，是一个深深的隧道。消融子宫内膜的仪器是没有办法走到那个位置把子宫内膜破坏掉的，这样就会残留一小部分内膜无法去除。所以有的患者在做完手术后会有周期性的点滴出血或者腹痛，就是这个残留的子宫内膜在发挥作用。

子宫动脉栓塞术

子宫动脉栓塞术（UAE）就是我们常说的“介入治疗”，这项操作得以实施，真的要感叹医学的飞速发展、对人体各个血管的充分了解。

子宫动脉栓塞术主要是从股动脉做个小切口插入导管，沿着动脉走行慢慢地将导管插入供应子宫肌瘤的分支动脉中，再通过导管放入人工合成的微粒栓塞血管，阻断血流，把子宫肌瘤“饿死”。子宫肌瘤缺血坏死后会发生腹痛和发热，这是术后难熬的一关。但是栓塞术后肌瘤组织还留在原处，只是理论上把肌瘤“饿死”，让肌瘤慢慢变小，但实际上肌瘤可能形成新的血液供应再次生长，并且栓塞对于未来妊娠的影响并不明确，因此不建议未生育的女性采用这种治疗方式。

磁共振引导的聚焦超声

这种治疗方式是利用凸透镜聚焦取火的原理，利用一定仪器，在 MRI 引导下将体外的能量聚焦在肌瘤组织上，从而导致子宫肌瘤热破坏，把子宫肌瘤“热死”。手术可以在门诊进行，过程耗时且昂贵，但是短期内肌瘤的发病率低且恢复迅速，痛苦较小。磁共振引导的聚焦超声一般把能量聚焦在子宫肌瘤的中心，从中心开始将肌瘤“热死”。

这种治疗方式有一定不良反应，虽然能量的焦点在肌瘤组织上，但是在能量途经处也会受到热损伤，如皮肤可能会被灼伤。如果子宫表面有肠管覆盖，那么脆弱的肠管也可能会被烧伤，导致肠瘘等。

综上所述，每一种手术都是既有优点，也有缺点，患者在选择手术方式时需要根据医生的建议，结合自身情况作出决策。

子宫肌瘤手术治疗后的护理

术后排气

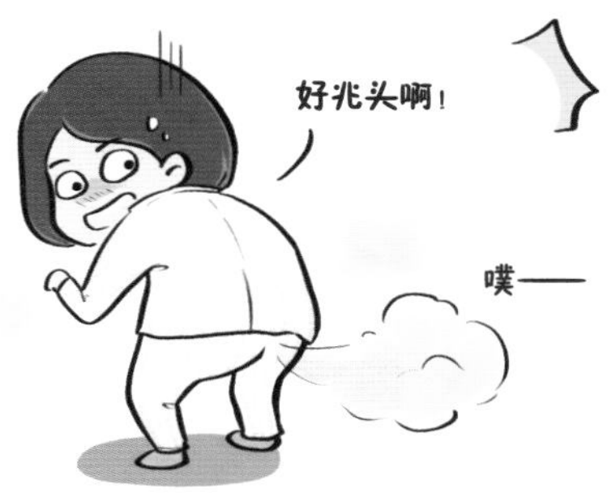

作为住在子宫楼上的盟友——肠管，在子宫肌瘤的术前、术中和术后可是付出颇多、受尽了折磨。为了使手术顺利进行，手术前便被口服泻药、入肛泻药折磨了一遍。手术过程中亦是被暴露在空气中或者二氧化碳气体中，为了充分暴露术野，可怜的肠管被翻来翻去，不停移动；同时术中使用的麻醉药和术后使用的止痛泵都会限制肠管的蠕动。在以上种种因素轮番攻击后，术后肠管终于“倒下”了，短期内动不起来了。肠管的重要作用除了排便，还有排气。

气体除了会经口入胃肠道外，胃肠道自身也会产生气体。可是疲惫的胃肠道想要短暂休眠，实在动不起来了。于是气体在胃肠道内越积越多，肚子也就越来越胀。术后医生和护士建议患者尽早活动，可不是不近人情，而是只有在人体活动的状态下，胃肠道才能被早点儿唤醒，早点儿工作，把积聚在胃肠道里的气体早点儿排出来，即“排气”。如果胃肠道没有如期工作，肠腔内产生的气体不能排出，大量的肠腔内气体就会漂在肠腔内液体上面，称为“气液平”，这就提示术后肠梗阻。如果真的不幸发生肠梗阻，患者就只能插胃管，让胃肠道充分休息，同时借助其他方式帮助胃肠道功能尽早恢复。

排气后，患者的腹胀明显缓解，术后的不适感就减轻了一大半，整个人也开始逐步恢复了，所以外科医生都非常重视排气，并通过排气情况预测患者术后的恢复速度和程度。一般患者开腹手术后第 2 天会排气，由于腹腔镜手术肠管没有暴露在空气中，受到的折磨比较少，大多数患者在术后第 1 天排气。

患者在排气前只能吃流食，一般米汤或水之类。排气之后就可以吃半流食了，一般是米粥或烂面条之类。等到排便后就可以吃正常饮食了。但是一定要注意，在术后 1 周左右，不要太着急进补大量的鱼肉蛋奶虾之类不宜消化的食物，虽然这时排便了，胃肠道功能基本上恢复了，但是毕竟是经历了手术的打击，想要完全恢复到术前状态是需要一定时间的，有的患者就是因为太着急进补而出现了出院后肠梗阻。

术后伤口疼痛

术后伤口会不会疼痛？这可能是大多数患者担心而又不好意思问出口的一件事情。如果做的是开腹手术，除了子宫上有伤口外，腹壁上也有伤口，别看腹壁的伤口只有一条细细的线，可是数来也有 5 层组织呢，这些组织被层层切开，做完手术后再层层缝上。要是说不痛，一定是假的。不过随着医学的发展，诞生了止痛神器——镇痛泵。当然，镇痛泵的镇痛效果是因人而异的，特别怕痛的患者可以联合口服止痛药。大部分患者对术后疼痛是可以耐受的，止痛药虽然可以减轻疼痛，但是也会抑制胃肠蠕动，延缓胃肠功能的恢复。

这时腹腔镜手术的优势就脱颖而出了。腹腔镜手术只是在肚皮上打 3～4 个小孔，对腹壁各层组织的损伤小，所以术后疼痛程度会明显减轻。

一般情况下，下腹部的伤口 1 周左右就可以愈合。在体力恢复的情况下，术后患者可以淋浴。不过，在腹部的伤口还没长好的时候，记得贴上防水贴。

术后应该多休息还是多活动

历经术前检查、术前等待，终于做完手术了。术后第一天查房医生就说“早点儿下床活动呀”，此时患者脑中可能闪出很多问号：术后不是应该多休息吗？不是多休息才能帮助身体恢复吗？活动会不会把线崩断？医生是不是太不近人情了？到底是活动好，还是休息好？

术后第一天医生就叮嘱患者早点儿活动，主要有以下两个原因。

首先，为了减少术中创面出血，机体在术中、术后处于高凝状态。不仅在创面附近血液呈高凝状态，流经四肢的血液也呈高凝状态。如果患者术后不注意活动，血流速度减慢，就容易形成血栓。如果深部血栓脱落，就容易导致肺栓塞，进而瞬间危及生命。如果术后早点儿活动，就可以使血流速度加快，预防血栓形成。

其次，就像前文说的，为了使手术顺利进行，术前、术中肠管被折磨了个遍，术后肠管大有“罢”工的趋势。为了鼓励肠管继续工作，就需要拿出诚意，整个人体都需要和肠管同舟共济，一起做运动，促进胃肠蠕动。

患者请放心，医生建议的活动并不是剧烈运动，就是翻翻身、动动腿、床边站站走走之类，完全在患者体力能够承受的范围内，缝合线也一定不会被崩断。做了开腹手术的患者，如果在活动时感到切口疼痛，可以暂时借助腹带缓解腹壁张力，减轻疼痛感。

术后阴道出血

术后阴道出血很正常，不用恐慌。一般这时阴道出血量少于月经量，可能持续2周左右。因为间断的不规则出血，加上手术改变了子宫的大小或宫腔形态，解除了导致经量增多的部分原因，所以术后首次恢复的月经情况可能与之前发生变化。

术后同房

一般子宫肌瘤剔除术后需要住院观察4～5天，如期出院后，在术后2～3周内可能会有少量的阴道出血，在此期间不合适同房。因为阴道内有血迹，子宫创面尚未完全修复，有发生感染的可能。术后3～4周到了月经报到的时间。一般认为月经结束后，子宫内膜的创面会得以修复，所以一般术后4周就可以同房了。但是患者一定要注意避孕，刚刚做完手术的子宫可谓是千疮百孔，需要时间慢慢修复。

如果术后短期内就怀孕，在妊娠过程中随着子宫的增大，创面没有修复好，就有发生子宫破裂的风险。在这种情况下，做流产也有很大的风险，因为这时子宫创面是新鲜的，剔除肌瘤的位置都是肌层的薄弱处，做流产操作时极易发生穿孔。如果很不幸，妊娠囊长在了子宫创面上，那么就会发生瘢痕妊娠，继而不得不选择子宫肌瘤栓塞术后再终止妊娠，这会对卵巢、子宫产生巨大损伤。女性朋友一定要爱护自己，可不能把人工流产当成避孕方式。

术后需要避孕多久

前文提到，子宫肌瘤剔除术后子宫上的创面需要时间修复。子宫肌瘤切除后，缝合起来的部分就靠纤维瘢痕组织来愈合了，它的弹性和抗张能力跟正常的子宫肌壁组织相比是比较弱的，而且需要一段时间才能长好。因此术后必须严格避孕一段时间，具体的时间长短和术中情况、肌瘤的大小及位置有关，一般为 3 个月至 1 年，特殊的情况甚至需要避孕 2 年，具体时间可以咨询手术医生。

即使让子宫修整了足足 2 年，术后也变成了“瘢痕子宫”，这是一个挥之不去的事实，在以后的妊娠过程中，有发生瘢痕妊娠、胎盘植入的风险，在孕期或者分娩时有发生子宫破裂的可能，是十分危险的情况。因此在备孕和产检时需要向医生说明之前的手术情况，并且关注自己的腹痛情况，必要时需要进行超声检查以了解瘢痕有无破裂的迹象，避免危险的发生。

有生育要求的女性做手术前一定要与医生充分沟通、了解带瘤妊娠和术后妊娠的相关风险，慎重考虑后再决定是否手术。

术后如何进行复查

一般情况下，第一次复查会安排在术后 4 ~ 6 周，主要是了解术后恢复情况。一般首先了解有无阴道出血、月经有没有来访，月经量、持续时间怎样；然后就是妇科检查。大家知道，术前进行妇科检查是为了评估子宫肌瘤的大小、位置以及与子宫、盆腔的关系；术后进行妇科检查，主要是为了判断下腹有没有压痛（术后盆腔炎或继发感染，可能会出现下腹压痛）以及子宫的恢复情况。

除了这些基本查体，还有一项重要内容——病理结果追踪。原则上，从人体切下来的任何组织都要送病理检查，需要做成石蜡切片，在显微镜下观察它的每一个细胞，判断病变的性质。虽然子宫肌瘤可以被临床诊断，但是它到底是属于哪一种类型，还需要病理检查来揭示。正常的子宫肌瘤组织病理结果为子宫平滑肌瘤，可以伴随变性（如玻璃样变、囊性变及红色样变），这些组织类型都是良性病变。如果有肉瘤样变，则是一种恶性类型，而且不易提前发现，这种情况需要与医生沟通，进一步采取手术或药物治疗。

术后子宫肌瘤还会复发吗

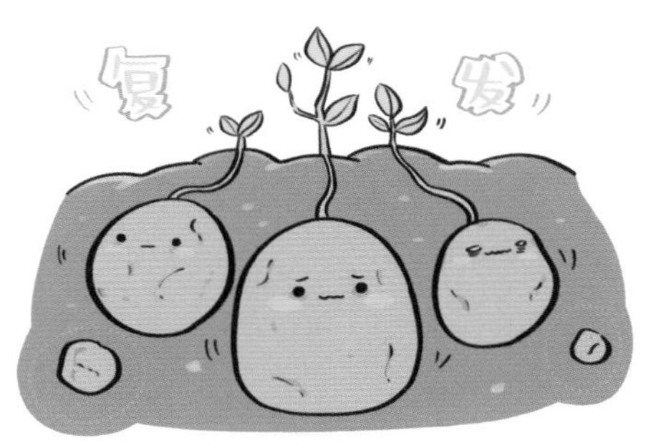

一般情况下，手术可以改善 80% 的症状，这样就意味着讨厌的尿频、便秘、经量增多、小腹坠胀都会得到大幅好转，生活质量和之前比也会得到明显提高。但是子宫肌瘤剔除术就像挖土豆，子宫就是土豆田，在挖完大部分大土豆之后，还有一些小土豆残存在土豆田里，如果要挖干净，土豆田也就千疮百孔了。术后子宫肌瘤复发的可能性有多大？术后 5～10 年，有 27%～62% 的女性会通过超声检查发现肌瘤。但是大家不必过度担心，第一次术后只有 10%～25% 的女性会进行第二次手术，也就是只有小部分女性复发的子宫肌瘤会严重到需要再次手术，另外一些是可以观察、和平共存的。

总的来说，大多数子宫肌瘤是无症状的，不需要治疗。有症状的子宫肌瘤才需要治疗，这部分占所有子宫肌瘤的 20%～50%。绝经后未行激素补充治疗但肌瘤仍生长或出现症状的需要治疗。医生往往会基于患者的症状，子宫肌瘤的大小、生长位置，患者的年龄、对生育的意愿以及自己的经验等制订个体化治疗方案。

第七章

子宫肌瘤和妊娠的是是非非

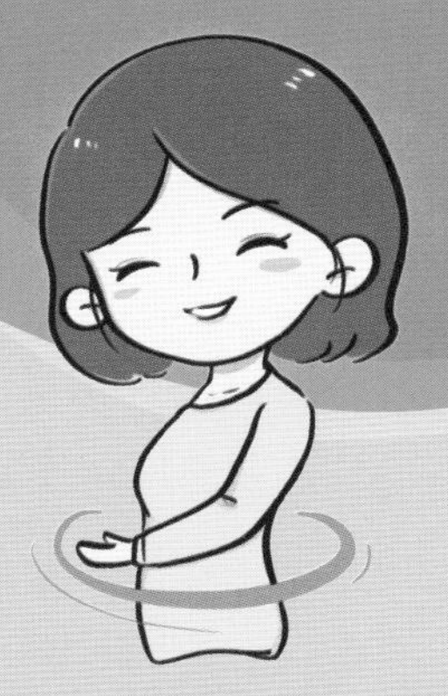

谈起妊娠，“受精卵”是一个永远绕不开的话题。受精卵是指精子经过宫颈管、子宫腔进入输卵管腔后与卵子结合后的结晶。受精卵形成后在分裂发育的同时按照既定路线缓慢移至宫腔，像树苗一样在宫腔内扎根、生长、发育。子宫这一孕育生命的摇篮为受精卵的着床提供了充分的空间和营养。千万不要小看子宫，为了适应妊娠的需求，它可谓使尽了浑身解数。随着胎儿的生长发育，胎盘、羊水的形成，子宫可由非孕期的 7cm × 5cm × 3cm 变成 35cm × 25cm × 20cm，容量由非孕期的 5mL 变为 5 000mL，增加约 1 000 倍，重量由非孕期的 50 ~ 70g 变为 1 100g，增加约 20 倍。除此之外，妊娠期子宫血管扩张、增粗，子宫血流量增加，由孕早期的 50mL/min 增加至足月时的 450 ~ 650mL/min。

当子宫“遇上”子宫肌瘤，会发生什么呢？

备孕是什么

为了孕育一个健康、聪明的宝宝，科学备孕已被很多准备生育宝宝的夫妇提上议程。所谓备孕，顾名思义，就是夫妻在准备怀孕之前进行的准备和检查，一般在怀孕前 3 ~ 6 个月进行，包括针对生殖系统和遗传因素的检查，使夫妻双方在怀孕前将身体和精神心理调整到最佳状态，各项营养元素储备充足，等待宝宝的到来。

物质准备

这里所说的“物质基础”就是营养元素，营养元素是生长发育、繁衍后代不可缺少的能量之源。孕前准备中最重要的一项内容就是叶酸的补充。叶酸因在植物绿叶中含量丰富而得名，也被称为维生素 B_9，人体不能合成，只能外源性摄入。深绿色蔬菜（莴笋、菠菜、西蓝花）、柑橘类水果、豆类、坚果、动物肝脏类食物内富含天

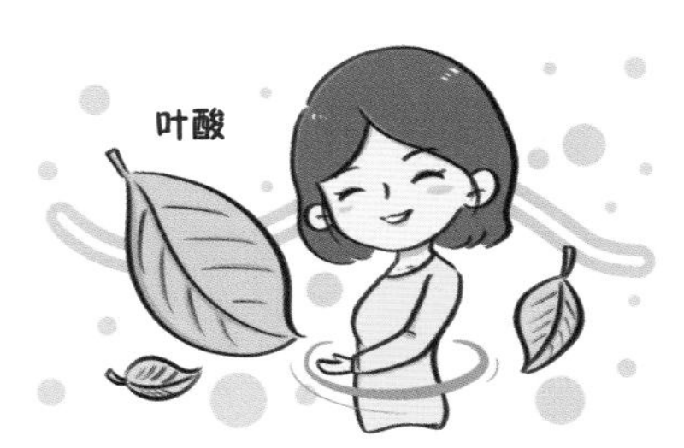

然叶酸。然而并非天然的就是最佳的，天然叶酸的生物利用率低，只有人工合成叶酸的 60% 左右，如果仅补充天然叶酸，那准妈妈估计要吃成了“大胃王”了。

为什么叶酸这么重要 人体是一个巨大的化学加工厂，具有强大的分解代谢和合成功能，叶酸是加工活动中重要的“百变快递员”，参与了遗传物质 DNA 的合成，如果叶酸缺乏，那么遗传物质合成受阻，就会导致神经管缺陷。

什么时候开始补充叶酸 大家都说需要从怀孕前 3 个月开始有计划地补充叶酸，这样才可以预防无脑儿、脊柱裂、脑膨出等神经管缺陷儿的出生。为什么要提前 3 个月？前 3 个月受精卵还没有形成，岂不是浪费了？可否在发现怀孕后补充？正常情况下，人类的胚胎神经管在受孕后第 21 天（即末次月经后第 35 天）开始闭合，至受孕后第 28 天（相当于末次月经后第 42 天）完成闭合。如果在此期间母亲体内叶酸水平不足，胎儿神经管闭合就可能出现障碍，从而导致缺陷儿的出生。在胚胎神经管开始闭合时，许多女性并不知道自己已经受孕，从而错过了预防神经管缺陷的最佳时机，所以建议在计划怀孕前 3 个月开始补充叶酸。

那么可否提前 1 个月开始补充叶酸呢，为什么要提前 3 个月呢？人体就像一个具有储备功能的仓库，每日服用 0.4mg

叶酸 3 个月时，体内的叶酸浓度才能达到预防神经管缺陷的有效水平。所以，为了使受精卵在叶酸储备充足的母体内健康成长，准妈妈还是早点儿开始补充叶酸吧。当然，如果还没来得及补充叶酸就意外怀孕了，在发现怀孕后及时开始补充也是可以的，没有必要为此终止妊娠，因为即使宝宝不幸发生了神经管缺陷，大多数在孕期层层排畸超声的筛查下也是可以发现的。

叶酸应该补充多少 叶酸每日的补充量因人而异，和每个人平时的饮食结构有关，不同的人体内叶酸基础储备量不同，有国度、地域和城乡差别，所以不要一味追求和别人相同，最主要的还是依照当地的推荐量补充。大部分准妈妈在孕前 3 个月至孕早期 3 个月每天口服叶酸 0.4～0.8mg 就可以了。肥胖、患有糖尿病的准妈妈胎儿神经管缺陷的风险升高，因此每日需要口服叶酸 0.8～1mg。孕早期服用某些药物，如抗惊厥药、降糖药、抗肿瘤药、抗菌药、利尿药、降脂药等也会增加胎儿神经管缺陷的风险，可以通过每日口服叶酸 0.8～1mg 来达到降低胎儿神经管缺陷风险的目的。

叶酸会失活吗 为什么有人按照推荐量口服了叶酸，还是难逃无脑儿的悲剧？因为准妈妈口服的叶酸并不能直接用于合成 DNA，而是在小肠上段被吸收后，在十二指肠及空肠上皮黏膜细胞内被叶酸还原酶还原为活性叶酸的形式，之后才能在多种生物反应中发挥作用，参与合成 DNA。部分准妈妈先天性缺乏可以将叶酸激活的酶，所有补充的叶酸无法被还原为活性形式，白白流失掉了。针对这种情况，可以口服活性叶酸——5- 甲基四氢叶酸。如何才能发现自己是否存在叶酸利用障碍呢？说起这个话题，就不得不把孕前检查提上议程了。

孕前检查

询问病史 孕前检查中，医生会问到有关月经的情况，备孕期女性一定要记得自己的月经周期（上次月经第一天到下次月经第一天之间的天数）、经期（出血的天数）、经量、末次月经（上次月经第一天的日子），这些都与受孕息息相关。建议备孕期女性设置一个“月经备忘录”，帮助准确记录上述信息，从而推断排卵日。

此外是病史、手术史，千万不要自以为和怀孕没有关系，或者不认为这是病就不和医生说明，如甲状腺功能异常、高血压、糖尿病、高催乳素血症、乙肝等。经常会出现的乌龙事件就是医生问：“血压高吗？血糖高吗？”备孕期女性爽快地回答：“不高，不高！”医生问：“血压、血糖一般在什么水平呀？”备孕期女性不假思索地回答：“都是正常的，血压 140～150/90mmHg，空腹血糖 6～7mmol/L”，此时对面的医生估计有一种无力感，要知道正常情况下血压应该≤ 120/80mmHg，空腹血糖应该≤ 5.6mmol/L，孕早期的血压、血糖异常对胚胎的发育是有致命影响的。

妇科检查 在月经“告假休息”的日子都可以进行妇科检查。妇科检查的主要目的是检查外阴皮肤有无赘生物；阴道分泌物、阴道黏膜有无异常；宫颈有无赘生物、糜烂等改变；子宫的大小、位置、质地是否正常，子宫表面有无结节、压痛，子宫活动度是否正常；附件（卵巢、输卵管）有无肿块、压痛等。在检查过程中，女性一定要放松心情、放松身体，检查过程中一般不会有特别不适的感觉，只会感觉酸酸胀胀的。紧张的话，阴道和腹壁肌肉就会呈紧绷状态，和“鸭嘴器”以及医生的手形成对抗，只会更痛。

有的女性会问：“可以不用鸭嘴器吗？”这个要求当然会被医生“无情”拒绝。“鸭嘴器”学名叫“窥器”，是帮助暴露阴道、宫颈的法宝，如果没有它，就没有办法判断阴道分泌物是否正常，也没有办法发现藏匿的阴道横隔、阴道斜隔及宫颈纵隔了，更没有办法完善宫颈防癌筛查。在这个阶段，医生查体有可能发现子宫不规则增大，不要认为胚胎的“房子”越大越好，这可能是因为子宫上长了肌瘤导致的。

如果妇科检查真的发现了问题，那么长了多少个肌瘤？长在什么位置？有没有让胚胎的“房子”变形？会影响怀孕吗？

一系列问题接踵而至，这时候就需要 B 超来协助判断了。

B 超检查 B 超分为经腹部 B 超和经阴道 B 超，这两个 B 超如何选择呢，哪个看得更清楚呢？经腹部 B 超免去了脱裤子的尴尬，只需要暴露下腹部就可以了，但是要多喝水，憋足了尿可才可以进去检查，憋尿的过程漫长又痛苦，经常轮到自己去检查了尿还没有憋够，或者快憋不住了却还没有轮到自己……经阴道 B 超检查就略过了憋尿的过程，用探头伸入阴道内进行检查，过程快速又轻松，并且经阴道检查距离子宫更近，看得更清楚，可以准确判断子宫的大小、肌层是否均质、内膜厚度、附件的大小以及有无包块等。但并不是所有人都适合经阴道 B 超，如果不幸发现了子宫肌瘤，增大的子宫甚至像怀孕 12 周那么大（可惜里面养的不是宝宝而是“瘤”），经阴道 B 超看不到那么大的范围，这个时候选择经腹部超声更合适。当然这么专业的事情交给医生去判断就可以了。

当备孕“遇上”子宫肌瘤

满怀期待的检查之旅与诊断为子宫肌瘤后的恐慌形成鲜明对比，备孕期女性心里一定有无数个疑问。

首先不要紧张，要先弄明白子宫肌瘤的个数、大小、位置、类型、是否影响宫腔形态、对月经有无影响，诸多因素综合在一起判断子宫肌瘤可能会产生什么影响。除了完善妇科检查、超声检查外，还应该做血常规检查，明确子宫肌瘤有没有影响经量、有没有导致贫血。如果子宫肌瘤引起的月经过多导致了贫血，可能已经影响到了肌层的收缩和内膜层的面积，那么对受孕是有影响的。孕前就处于贫血状态的女性，妊娠期经胎盘提供的氧气和营养物质将不能满足胎儿生长发育的需求，准妈妈对分娩、手术、麻醉的耐受能力更差，容易导致贫血性心脏病、感染等并发症，应该先纠正贫血再妊娠。

大部分子宫肌瘤不会影响受孕。如果是单个直径 < 5cm 的子宫肌瘤，则不会影响宫腔形态，一般对受精卵着床没有太大影响，这时可以按计划备孕，孕期只需要定期监测子宫肌瘤的大小变化就可以了。

有些特殊类型的子宫肌瘤，如黏膜下子宫肌瘤，确实对受孕有不良影响，因为是直接长在了子宫里，影响了子宫的形态，故会影响受精卵着床，建议在孕前切除，恢复正常的宫腔形态。黏膜下子宫肌瘤切除后对子宫肌层没有太大损伤，对再次妊娠带来的子宫破裂风险影响较小。其他子宫肌瘤对受孕的影响不确定，若备孕 1 年以上还没有成功，不要着急把责任都推在子宫肌瘤身上，应该和男方一起尽早去医院完善相关检查，充分评估后决定是否行子宫肌瘤剔除术，因为手术带来的隐患有时是致命的。

怀孕前应该把子宫肌瘤切除吗

子宫肌瘤可能影响女性的生育力，那么在计划怀孕前是不是应该先切除子宫肌瘤以绝后患呢？并不是这样的。子宫肌瘤切除术后形成的瘢痕会对后续妊娠造成负面影响，妊娠前对子宫肌瘤的处理措施同样和子宫肌瘤的位置密切相关。

浆膜下子宫肌瘤

浆膜下子宫肌瘤长在子宫的外表面，肌瘤表面被子宫的浆膜层覆盖，没有影响到子宫肌层的功能和宫腔形态，对妊娠的威胁最小，可以同胎儿和平相处，孕晚期对分娩方式也没有太大影响。但肌瘤的位置并不是越向外越好，如浆膜下子宫肌瘤过度向外生长，仅通过一个细细的蒂与子宫相连，则被称为“带蒂浆膜下子宫肌瘤”，虽然同样没有影响宫腔形态，但是活动能力强，在妊娠期以及分娩时会随着子宫大小的变化以蒂为中心旋转，有可能发生蒂扭转，有的准妈妈甚至因为妊娠期子宫肌瘤蒂扭转导致急性腹痛而不得不行子宫肌瘤剔除术，进而增加流产、早产、子宫破裂等风险。

妊娠期子宫肌瘤发生蒂扭转是小概率事件，没有必要因为过度担心这个问题而在妊娠前行子宫肌瘤剔除术。如果是巨大的子宫肌瘤，占据盆腔空间，会加剧孕晚期腹胀、胸闷、憋气等症状，还是应该在孕前于专科就诊，充分评估是否需要手术治疗。

肌壁间子宫肌瘤

这种类型的子宫肌瘤长在子宫肌层内，除了侵占子宫，更有甚者向宫腔方向突出，导致宫腔受压变形。这种类型的子宫肌瘤对妊娠的影响与子宫肌瘤的大小、数目、位置息息相关。

比较小的肌壁间子宫肌瘤，如果没有影响宫腔形态，或者直径在 5cm 以下，一般可以和胎儿和平相处，孕前没有必要行子宫肌瘤剔除术。这是由于它所占地盘比较小，没有影响宫腔形态，对受精卵着床和胚胎正常发育没有太大影响；行子宫肌瘤剔除术后，形成的子宫瘢痕在妊娠期如同一枚定时炸弹，容易导致胎盘植入和子宫破裂。

直径比较大的肌壁间子宫肌瘤若影响了宫腔形态，在妊娠前就已经表现为月经过多，或者夫妻备孕 1 年依然没有成功，又找不到其他可能的原因，这时不孕就可能和子宫肌瘤有关，可考虑先行子宫肌瘤剔除术，术后再备孕，可以明显提高妊娠率。当然了，如果合并比较大的肌壁间子宫肌，可是却意外顺利怀孕了，那可真的要恭喜了，既来之则安之，千万不要因为子宫上还有一个未处理的瘤子而考虑放弃胎儿。

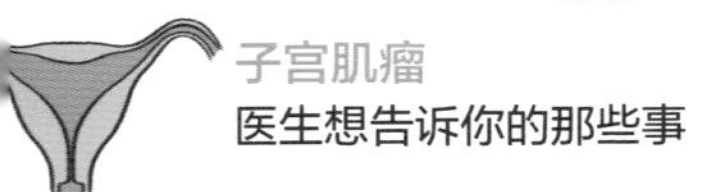

黏膜下子宫肌瘤

黏膜下子宫肌瘤是众多子宫肌瘤中最奇特、最危险又最容易解决的。虽然这种类型的子宫肌瘤根据暴露在宫腔内比例不同分为三类，但是它们都有一个共同特点——长在宫腔里，侵占了宫腔，直接影响了宫腔形态及内环境，不仅可以导致经量增多、经期延长，还可以让受精卵因得不到足够的营养支持而“夭折”。不过不要被黏膜下子宫肌瘤吓到，这种类型的子宫肌瘤比较容易手术切除，对子宫肌瘤肌层的损伤比较小，一般子宫在术后经过 3～6 个月的修复就可以备孕了。

子宫肌瘤剔除术后怀孕存在哪些风险

俗话说“伤筋动骨一百天”，在万不得已的情况下做了子宫肌瘤剔除术，需要修复的不仅是肉眼可见的腹壁上的切口，更重要的子宫上的切口。手术在盆腔内埋下了两大隐患——盆腔粘连和瘢痕子宫。

盆腔粘连

盆腔粘连，顾名思义就是盆腔内的器官被粘连带牵拉在一起。正常子宫与膀胱、肠管、卵巢、输卵管相邻很近，但是它们并没有紧紧“抱”在一起，而是被脏腹膜（一层薄而透明的膜）分开，在各自的领地内小范围活动。盆腔手术后，在创面细胞修复及创口愈合的过程中，成纤维细胞大量增殖、胶原蛋白渗出增加，腹膜间皮细胞不完全性修复，最终可能形成永久性、病理性结缔组织——粘连带。受伤部位和邻近组织器官通过粘连带牵拉在一起，就像皮肤被划伤后形成的瘢痕一样，除了导致发热、肠梗阻这些短期急性改变外，对妊娠也有深远的危害。

粘连形成后，并非子宫、膀胱、肠管、卵巢和输卵管距离近了，功能就提升了，而是形成了“互相伤害”的局面。子宫肌瘤剔除术后，在患者满怀期待生活会变得更好时，突发发现意外降临了——排便习惯和以前不同了。这其实就是肠管或膀胱上的粘连带导致肠管、膀胱位置改变，从而引起的大、小便习惯改变，甚至在术后会发生短暂性肠梗阻。

粘连带是否会影响精卵结合呢？答案是肯定的。包裹在卵巢上的粘连带就像是给卵巢穿了一层薄薄的纱衣，这种犹抱琵琶半遮面的姿态无疑是堵塞了卵子排出的通道，尽管精子在输卵管苦苦等待，无奈卵子被关在了闺房里无法外出。输卵管穿着一层薄薄的纱衣，叫作输卵管系膜，也是脏腹膜的一种，对输卵管的外观形态起着重要作用，就像前文所述，输卵管的正常蠕动在受精卵于输卵管的运输中起着重要作用，如果在输卵管上形成粘连，就会导致输卵管变形，如输卵管腔变窄或输卵管变得迂曲，无法正常活动，从而使得精子无法与卵子结合或者受精卵无法到达宫腔，进而导致宫外孕。由此可见，粘连对妊娠的负面影响不容小觑。

瘢痕子宫

众所周知，为了满足胎儿生长发育的需求，妊娠期子宫会逐渐增大、变软，子宫的增大实际上是少量肌细胞数目增加、变长、变宽及结缔组织增生。肌细胞由非孕时长约 20μm 到妊娠足月时长约 500μm，由非孕时宽约 2μm 到妊娠足月时宽约 10μm。由于肌细胞变长、变宽，子宫肌壁厚度也由非孕时厚约 1cm 变为妊娠中期厚 2.0 ~ 2.5cm。

这时如果子宫上有瘢痕，瘢痕组织没有办法像正常的肌细胞那样变长、变宽，只能被越拉越薄。直到孕中晚期，胎儿快速发育，瘢痕组织无法及时应对，就有发生子宫破裂的风险。胎儿失去了保护，胎盘的血供中断就会发生生命危险；大量血液从破裂口喷涌而出，准妈妈瞬间失血过多就会有生命危险。当然了，瘢痕子宫的准妈妈也不用过于担心，并非所有的瘢痕子宫都如此危险，大部分瘢痕子宫的准妈妈在严密的监测下还是可以安全度过孕期的，甚至可以成功经阴分娩。

子宫肌瘤会导致不孕吗

什么是不孕

不孕是指夫妻二人规律性生活1年未避孕而未孕。引起不孕的因素很多，如卵子无法排出、输卵管系膜、输卵管受阻、子宫空间不足、宫颈管堵塞。当然，男方因素也是不可忽略的。由此看来，不孕只是一个外在表现，并不是最终定义，所以大家不要被这个词吓到，“不孕”是可以被改变的。

不孕应该怎么办

小两口终于决定要孕育下一代了，在紧张兴奋之后开启了叶酸补充之旅，每月计算着排卵期，可是月月等来的不是“好孕”而是月经。“不孕”这个词瞬间闪过心头，却不敢面对。兵来将挡水来土掩，出现问题不要担心，而是要勇敢面对、寻求帮助，到医院找专业人士进行系统性检查。

不孕的原因有哪些

不孕可能是一个多因素综合作用的结果，病因有很多，包括女方因素、男方因素，还有不明原因的不孕，在这里主要介绍女方因素导致的不孕。

卵巢因素 女性都知道卵巢的重要性，在下丘脑和垂体的控制下，卵巢每个月都会排出一枚卵子，这枚被选中的卵子在众多始基卵泡中脱颖而出，由一个小小的细胞长到直径18～23mm，就可以到输卵管等待精子了。如果受到一系列内环境的影响，卵子长不大，就无法顺利排出，或者卵子好不容易长大却因为卵巢粘连而无法穿过这层极具弹性却也坚韧无比的“纱衣”，只能在“纱衣”内“香消玉殒”，纵使精子来到输卵管，仍然无法遇到卵子，无法形成受精卵。

输卵管因素 输卵管是精卵结合的“鹊桥”。精卵结合后，在输卵管肌层蠕动和内层纤毛细胞的推动下，受精卵缓慢移动到宫腔。如果输卵管因为炎症导致管壁或纤毛受损，管腔变狭窄或极度扭曲、肌层变得僵硬，蠕动功能下降或纤毛运动功能受损，都会导致好不容易结合的受精卵无法在规定时间内到达宫腔，而在输卵管内安家，这就形成了宫外孕。如果输卵管完全阻塞，则卵子和精子无法相遇，无法形成受精卵。

子宫因素 子宫内膜只在一个极短的窗口期允许受精卵着床，由于雌孕激素的作用，子宫内膜继续增厚，腺体增长、弯曲，出现分泌现象，这个时期血管迅速增加并更加弯曲，使子宫内膜富于营养并变得松软，有利于受精卵着床。这个神奇的改变一般发生在排卵后的 6～8 天，相当于正常月经的第 21～24 天，称为“种植窗”，即子宫内膜的接收期。在这个时期，子宫内膜为受精卵提供最佳的环境与营养；若没有受精卵着床，则子宫内膜会为下一次月经的到来做准备；如果受精卵早到或者迟到，就形成了生化妊娠。

受精卵即便在种植窗内到达宫腔，如果因为宫腔粘连或其他免疫因素，子宫内膜的结构或血运受损，胚胎依然无法健康发育，就可能形成传说中的“胎停育”。当然，胎停育也有可能是胚胎本身的问题导致的。

如何面对子宫肌瘤相关的不孕

子宫肌瘤起源于子宫中的平滑肌细胞，可以长在子宫的任何部位，变化多端、形态各异，给备孕增加了很多困难。显而易见，子宫肌瘤对妊娠的影响与它的大小、数目、位置息息相关，下面分别介绍不同类型子宫肌瘤对妊娠的影响。

浆膜下子宫肌瘤 这种类型的子宫肌瘤并没有影响宫腔形态，也不会对子宫内膜的质量、血运、软硬度造成影响，所以不会影响生育力。若孕前检查发现是这个位置的子宫肌瘤，不需要担心，可以按计划备孕。

然而，并不是所有的浆膜下子宫肌瘤都是“善良”的，如位于宫角的子宫肌瘤就可能压迫或阻断输卵管，精卵结合困难而导致不孕。偶有受精卵形成，亦会因输卵管迂曲、狭窄而导致到“透明带”外套能量不足，自行崩解，外套崩解后受精卵体积不可控地迅速增大，这对于通过狭窄的输卵管腔而言就是雪上加霜，最终受精卵不得不在输卵管内扎根发芽，这就是输卵管阻塞或不通导致的宫外孕。不过没有关系，女性的卵巢、输卵管可是双套的，如果右边有子宫肌瘤，“聪明”的精子和卵子在下个月会通过对侧输卵管相遇，自然受孕的机会还是很大的，所以并不是所有的浆膜下子宫肌瘤患者都无法顺利怀孕。

肌壁间子宫肌瘤 这种类型的子宫肌瘤最为棘手，对生育力的影响除了与位置有关外，还与它的大小相关。较小的子宫肌瘤，局限在子宫肌层内，没有影响宫腔形态，一般不会影响受精卵着床，可以顺利妊娠。比较大的子宫肌瘤“霸占”了子宫肌层后还不满足，继续向宫腔“进攻”，导致宫腔扭曲、变形，改变了子宫内膜的形态，不仅如此，还与子宫内膜竞争营养，破坏了局部环境的平衡，导致受精卵无法顺利着床。这时就需要手术切除子宫肌瘤，恢复子宫的正常形态结构。

既然这种类型的子宫肌瘤破坏力这么大，那么必须解决掉才能备孕吗？其实这也不是绝对的，大家可不要小瞧子宫，虽然在受精卵着床方面子宫有严格的“着床窗”，对内顶着一副过期不候的傲态，但在有了“外邪”入侵时，子宫还是会使出浑身解数，发挥代偿功能，尽量协调好周边关系，让受精卵安心着床，甚至在整个孕期为胎儿保驾护航。

黏膜下子宫肌瘤 这种类型的子宫肌瘤最为危险，因为凸向宫腔，直接影响宫腔形态，导致子宫内膜面积增大。子宫内膜可不是越大越好，这时的子宫内膜像铺了鹅卵石一样变得凹凸不平，会导致经量增多、经期延长、贫血等，最重要的是受精卵在兜兜转转之后好不容易进入宫腔，发现居然没有适合着床的地方，或者好不容易着床了，却在孕早期或孕中期因为子宫肌瘤的影响使受精卵生长空间受限、营养供应不足，导致腹痛、流产等。不过不用担心，这种类型的子宫肌瘤是个“纸老虎”，虽然破坏力很大，也最容易控制，只需要通过微创宫腔镜手术将它们切除，就可以还原宫腔形态，恢复生育力。

并不是所有的子宫肌瘤都会影响生育力，子宫肌瘤对生育力的影响因肌瘤的部位、大小不同而异。计划妊娠的女性，若查体发现子宫肌瘤，不需要过度紧张，可以找专科医生咨询，根据具体情况作出下一步计划。

当怀孕“遇上”子宫肌瘤

终于成功怀孕了，惊喜之余诸多问题接踵而至：带着子宫肌瘤怀孕会不会不好？子宫肌瘤会不会迅速增大？子宫肌瘤会不会恶变……总是想这想那，吃也吃不好，睡也睡不好，心情大起大落，仿佛置身于阴霾中，总也看不到阳光。

想要解决这些问题，先要了解胚胎的发育过程。大家都知道，万物的生长均离不开营养的滋润，胚胎的营养是怎么来的，胚胎是如何与母体进行互动的？

胚胎的形成

若想知道胚胎是怎么形成的，总绕不开的一个话题——孕周，也就是大家常说的“十月怀胎”。“十月怀胎”指的是哪“十月”？孕周是如何计算的？

孕周是从怀孕前最后一次月经的第 1 日开始计算，通常比排卵或受精时间提前 2 周，比着床提前 3 周，全程约 280 日，即 40 周。可以发现，通常说的“十月怀胎”可不是自然月的 10 个月，而是按照每月为 4 周的计算方法，正好是 10 个月。

知道了“十月”是什么，那么“胎”是什么呢？大家可能会说，“胎”不就是受精卵形成的吗？这个确实没有问题，但是受精卵在刚开始形成时名字可不叫作“胎”，在不同的阶段，这个神奇的生命之源有不同的名字。比如前面提到的“受精卵”“桑椹胚”“晚期囊胚”等；在妊娠第 8 周，生命之源已经初具人形；在妊娠第 10 周（受精后第 8 周），生命之源又有了新的名字——胚胎，这个时期是器官分化、形成的时期；自妊娠第 11 周（受精后第 9 周）起，生命之源又有了一个新名字，叫作“胎儿”，是生长、成熟的时期。

胎儿在宫内的“生活”

小小的胎儿在宫腔内可否感知到外界的温度、声音？会不会饿到？会不会因为准妈妈的移动而感到剧烈晃动？

晚期囊胚进入宫腔着床时，黏附在子宫内膜上的部分会分化为滋养细胞，滋养细胞像树根一样，穿透侵入子宫内膜，侵入的部分形成了胎盘的前身。在妊娠第 12 周，胎盘完全形成，就像庞大的树根和土壤之间建立的生命支持系统，这时成熟的胎儿 - 胎盘循环也建立了。总长度才 9cm 左右的胎儿是如何慢慢发育成足月时长约 50cm 的胎儿的？这当然是胎盘的功劳。千万不要小看这个盘状的胎盘，它像一个巨大的泵，在妊娠晚期每分钟将母体内约 500mL 含氧量高、营养物质丰富的血液泵入胎儿体内，同时将胎儿体内含氧量低、代谢废物浓度高的血液送回母体；妊娠足月时胎盘的绒毛面积达

$12 \sim 14m^2$，相当于成人肠道的总面积，所以胎儿是依靠胎盘“生活”的。

在子宫里，除了有胎盘永不止息地供应营养外，胎儿还有柔软而又坚韧的胎膜以及温柔的羊水为伴。羊水可以保持宫内恒温，对胎儿有缓冲保护作用，避免胎儿受到挤压，防止肢体粘连和胎儿窘迫，保证胎儿舒适安全地度过整个孕期。

肌瘤会影响胎儿生长吗

胎儿有自己独立的“伙食”来源，纵使子宫肌瘤各不相同，子宫仍然会优先将营养物质供给胎盘，并且供给胎盘的血流速度是远远大于供给肌瘤的血流速度，即使合并子宫肌瘤，胎儿依然能够得到充足的营养供应、茁壮成长。所以，即使有子宫肌瘤“捣乱”，胎儿依然可以得到充足的营养，不会影响身体和智力的发育。妊娠期子宫的血供增加，子宫肌瘤的血供也会增加，在妊娠早期子宫肌瘤会稍增大，巨大的子宫肌瘤有导致准妈妈腹胀、呼吸困难的可能，进而不得不提前终止妊娠。

肌瘤会挤到胎儿吗

胎儿长在子宫里，肌瘤也长在子宫里，很多准妈妈为没有给孩子一个完美的“房子”而深感自责。大部分子宫肌瘤并未影响宫腔形态，虽然房间的墙壁变得凹凸不平，但是墙壁内侧基本上还是平滑的；即使房间的形态受到了影响，别忘了羊水的缓冲力量，再加上的柔软、坚韧的胎膜，子宫肌瘤想要把胎儿挤坏可不是一件容易的事，所以准妈妈不用过于担心。当然，子宫肌瘤的确像是一枚定时炸弹，但是这枚定时炸弹大部分时间处于“沉睡”状态，不会对孩子未来健康产生重大影响，一般也不会导致畸形。患有子宫肌瘤的准妈妈只要定期产检监测胎儿生长发育及子宫肌瘤大小变化即可。

子宫肌瘤为什么会变性

顺利度过了孕早期，胎盘终于形成，胎儿安全了，当准妈妈满心欢喜地准备迎接孕中期时，突然出现了恶心、呕吐，甚至腹痛、发热等不适。小夫妻抓耳挠腮、如坐针毡，这可如何是好？来到医院，医生查体时发现准妈妈的腹部可摸到一个明确的质硬结节，较前增大，并且轻压结节有明显痛感，抽血检查后发现白细胞升高，这是怎么回事？听到医生说可能是“子宫肌瘤变性了”，这是恶变吗？是不是又要戏剧性地出现“保大保小”的问题？

子宫肌瘤主要由梭形平滑肌细胞和不等量纤维结缔组织构成，排列成了旋涡状或栅状结构，外观像编织的席子。子宫肌瘤变性指的是肌瘤失去了原有的典型结构，孕期常见的变性主要有玻璃样变（透明样变）、囊性变、红色变性。

妊娠期子宫肌瘤容易发生红色变性和囊性变，发生红色变性后准妈妈可能出现恶心、呕吐、发热、腹痛等不适。这是因为妊娠期子宫血供增加，子宫肌瘤会迅速增大，但是血供仍优先供应胎儿，子宫肌瘤处于相对“饥饿”状态，从而导致子宫肌瘤内的小血管退行性变，引起子宫肌瘤缺血性改变，大部分患者经过药物治疗后这种不适会明显缓解，所以准妈妈无须太过担心。

一般子宫肌瘤在孕 16～21 周最容易发生变性，是一种妊娠期、产褥期常见的良性改变，不是恶变。子宫肌瘤是一种良性肿瘤，即使妊娠期大小、性质发生变化，发生恶变的概率也是很低的，只要定期产检，遇到问题及时就医，大部分患有子宫肌瘤的准妈妈一样能够度过平稳的孕期。

妊娠期子宫肌瘤会迅速变大吗

妊娠期子宫肌瘤会不会迅速增大，这是一个困扰肌瘤患者、同时也困扰临床医生的问题。妊娠期子宫血供增加、雌孕激素水平增加，普遍认为子宫肌瘤会迅速增大。然而，根据笔者所在单位近 2 年收集到的数据显示，在孕 22 周之前，子宫肌瘤呈增大趋势，增长速度最快发生在孕 12 周前，孕 22 周之后子宫肌瘤的增长速度逐渐减慢，甚至缩小，并且直径增大很少超过 2cm，国外也有相应临床数据支持这一结论。

带着肌瘤怀孕的女性大可放心，子宫肌瘤不会影响胎儿的生长发育，也不会迅速增大。

子宫肌瘤会导致流产吗

笔者团队通过对不同特征的子宫肌瘤对不良产科并发症的研究发现，单胎妊娠中，与无肌瘤妊娠者相比，多发肌瘤患者因腹痛住院、前置胎盘、剖宫产、流产发生率显著升高；肌瘤直径≥ 5cm 的患者因腹痛住院、剖宫产、流产、产后出血发生率明显升高；子宫体肌瘤、肌壁间肌瘤及混合位置肌瘤患者因腹痛住院、流产发生率显著升高；浆膜下肌瘤患者因腹痛住院率明显增加；混合型肌瘤患者的剖宫产率明显增加。在双胎妊娠中，各产科结局在妊娠合并肌瘤患者和无肌瘤妊娠者之间并无显著差异。不同大小、数目、位置、类型的子宫肌瘤患者之间的不良产科并发症并无明显差异。怀胎十月，难免会遇上子宫肌瘤，而且子宫肌瘤与一定的不良产科并发症相关，但各位准妈妈不必过于忧心，因为大部分子宫肌瘤患者能够平稳地度过孕期并有较好的结局。准妈妈能做的就是保持良好的心态，定期产检，遇到问题及时就医。

子宫肌瘤会给孕期检查带来哪些麻烦

带着胎儿和肌瘤惴惴不安地到了孕中晚期，产科医生开始在肚子上摸摸、下摸摸、左摸摸、右摸摸，天呐，这是在干什么？这个专业术语叫作“四步触诊法”，四步触诊法是为了估摸胎儿大小和孕周是否相符、胎儿纵轴和母体纵轴的关系，以及胎儿的小脑袋、小屁股分别在什么位置，胎儿的哪个部位先进入骨盆腔（专业术语叫作“胎产式、胎先露”）。长期以来，直立行走被认为是人类出现的标志之一，可是胎儿在准妈妈体内可不是直立的，正常情况下，胎儿是倒立的，也就是脑袋向下。这种“奇怪”的姿势利于胎儿顺利通过产道，安全降生。可是如果子宫肌壁上长满了大大小小的肌瘤，硬硬的瘤子像胎儿的脑袋，会干扰产科医生的检查，两个硬硬的球状物，医生无法判断哪个是胎儿的脑袋、哪个是子宫肌瘤。不过这些都不在话下，在妇产科医生的神助手——超声的帮助下，想要解决这些问题只是小菜一碟。

胎儿在孕 30 周前，在宫腔内是可以自由运动的，大多在孕 30 周后开始固定胎位，一般均为胎头在下方。如果胎儿在自由运动的过程中遇到了子宫肌瘤的阻碍，就可能导致胎位异常，由正常的胎头在下变成了胎臀或者胎肩在下，也就是“臀位”“横位”，这种情况下就不可避免地增加了难产和剖宫产的风险。

子宫肌瘤对分娩方式有哪些影响

王女士和赵女士曾是大学时期上下铺的闺密，巧的是两人先后体检查出了子宫肌瘤。但可喜的是两人几乎同时怀孕成了准妈妈，更是经常向彼此分享自己怀孕期间的趣事与心得。临近足月了，两人却有了些许分歧。王女士是想要顺产的，但又担心子宫肌瘤会对顺产有影响。李女士想着自己有子宫肌瘤，坚定地要剖宫产。两人各有想法和顾虑，谁也说服不了谁。

很多研究报道了子宫肌瘤使得剖宫产率明显增加。那么，得了子宫肌瘤，就不能经阴分娩了吗？子宫肌瘤患者就必须剖宫产吗？当然不能一概而论。

笔者团队曾对不同特征的肌壁间肌瘤对自然分娩的影响做过研究，研究结果发现不同特征的肌壁间肌瘤对自然分娩的产程进展、失血量和新生儿出生情况均无明显影响。

决定自然分娩的因素主要是产力、产道、胎儿及社会心理因素，各因素正常并相互适应，胎儿可经阴道顺利娩出。虽然子宫肌瘤可能通过一些产科并发症，如前置胎盘、胎位异常（分娩发动前）和宫缩乏力、梗阻性难产（分娩发动后，如宫颈肌瘤阻塞产道）影响分娩方式，但应根据具体情况综合评估，子宫肌瘤不应该是阴道试产的禁忌。

剖宫产时是否可以顺便切除肌瘤

“剖宫产术中同时剔除子宫肌瘤，既得到了孩子，又解决了瘤子，岂不是一举两得，也不枉费挨了一刀”，这是大部分合并子宫肌瘤的准妈妈心中的想法。

然而，剖宫产时是否可以同时剔除子宫肌瘤因人而异。为了适应胎儿的生长发育，孕期子宫变得大而软，并且血运很丰富，所以剖宫产术中同时行子宫肌瘤剔除术容易出现缝合困难和出血多等情况。是否适合同时剔除，与子宫肌瘤的位置和类型有关。一般位于剖宫产切口位置的子宫肌瘤以及外凸的浆膜下子宫肌瘤可考虑同时剔除。若是位置比较深的肌壁间子宫肌瘤，如果剔除则类似在墙壁上挖一个洞，然后把肌瘤取出，创伤大，术中容易继发出血多和缝合困难，一般建议术后妇科严密随诊。还有一些直径较小的子宫肌瘤，在孕期可能和子宫肌层融为一体，剖宫产术中发现子宫表面无明显肌瘤样结节。像这些孕晚期“隐藏”起来的子宫肌瘤，术中也是无法剔除的，可以术后妇科严密随诊，一般建议每 6～12 个月复查一次超声。

子宫肌瘤也要“坐月子”吗

生完孩子之后，回头想想子宫肌瘤，没有引起腹痛、肌瘤变性，没有导致胎位异常，并且还顺利自然分娩了，原来这个子宫肌瘤就是纸老虎呀！需要注意的是，生完孩子后大部分子宫肌瘤会安安静静缩小，静待新手妈妈坐完月子。但有的子宫肌瘤可不是这么和谐，也是可以兴风作浪的。

大家都知道，孕晚期宫腔里装着胎儿、羊水和胎盘，把子宫撑得像一个巨大的球，分娩时这些内容物在短期内排出体外，子宫需要迅速缩小，要不然会导致产后出血。子宫的缩小靠的是子宫肌层，它是由精细设计的三层不同走行的肌纤维组成的，如子宫内层肌纤维呈环形排列，中层肌纤维呈交叉排列，外层肌纤维呈纵行排列，这个层层折叠组成了一个水泄不通的网状结构，血管就走行在“网眼”中，在子宫肌层收缩时可以有效压迫血管达到止血目的。如果这时子宫肌层内存在直径比较大的肌瘤，肌瘤破坏了子宫肌层纤维的正常走行和结构，影响了肌层的有效收缩，就会导致大出血。遇到这种情况，临床上常用强效缩宫剂，可以帮助子宫肌层强有力地收缩，预防产后出血。不过有时子宫肌瘤可是“软硬不吃”，在经过相对保守的治疗后，如子宫肌瘤剔除、子宫动脉栓塞、宫腔填纱后仍然出血较多，这时就需要考虑子宫切除的可能了。

分娩后子宫血供突然减少，子宫肌瘤的营养供应也会减少，新手妈妈会突然出现发热、腹痛、恶露异常或异味，甚至排出烂肉样组织，这可能是因为子宫肌瘤缺血坏死导致的继发感染。有些新手妈妈为此不得不在坐月子期间行手术治疗。

不过不要担心，一般顺利度过了为期 42 天的产褥期新手妈妈就比较安全了，以后就可以在妇科门诊每 6～12 个月随访一次，监测子宫肌瘤的变化，必要时做手术解决掉。

第八章

绝经期的子宫肌瘤

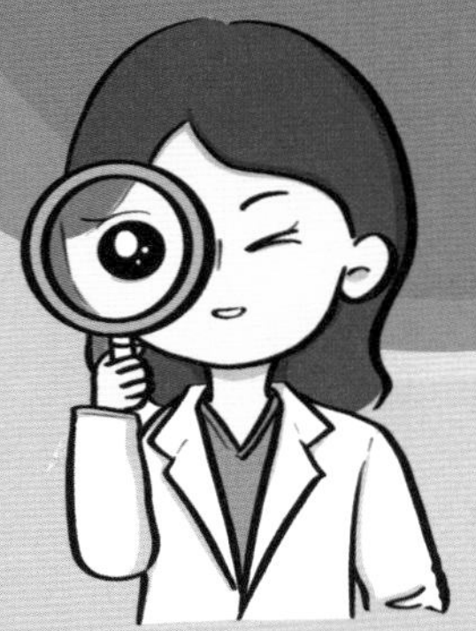

子宫肌瘤除了压迫膀胱、肠管等引起压迫症状外，造成的主要麻烦是经量改变以及对生育力的影响。那么已经绝经的女性没有了月经，也没有了生育需求，是不是就万事大吉了？其实也不是这样，到了绝经期，子宫肌瘤对女性的威胁虽然减小了，但是依然存在风险，所以绝经期女性仍然不能对子宫肌瘤掉以轻心。

绝经期的子宫肌瘤如何变化

子宫肌瘤是激素依赖性肿瘤，一般在青春期出现，育龄期会慢慢长大，绝经后随着雌激素分泌量锐减，促进子宫肌瘤增长的动力源泉慢慢耗竭，在这种状态下，子宫肌瘤会停止生长或自然萎缩，肌瘤相关的阴道出血症状也将停止。

绝经期的子宫肌瘤需要手术吗

接近绝经或已经绝经的女性，若患上子宫肌瘤，一般无须手术，每半年至 1 年复查一次就可以。需要注意的是，如果绝经期存在的子宫肌瘤已经较大，并且产生了相应的临床症状，建议手术治疗缓解已有的临床症状。如果绝经后子宫肌瘤仍然继续长大，要警惕子宫肌瘤恶变的可能性，应尽快就医，立即手术治疗。

当子宫肌瘤“遇上”更年期，可以采用激素替代治疗吗

子宫肌瘤在绝经后女性中并不少见，绝经后女性中子宫肌瘤占 19% ~ 33%，绝经后子宫肌瘤直径为 2 ~ 4cm。但是子宫肌瘤患者进入围绝经期或绝经期，会出现雌激素低下的一系列症状，影响生活质量。那么这些女性能否使用激素替代治疗呢？

存在子宫肌瘤并不是绝经后激素治疗的禁忌证，尤其对于子宫肌瘤直径 < 3cm 的女性，可以使用激素缓解更年期症状。合并子宫肌瘤的绝经期女性如果使用激素治疗，那么肌瘤相关症状会依然存在，主要是指子宫肌瘤在一定程度上会生长，但一般不会导致临床症状。在激素替代治疗后是否会出现临床症状，主要取决于肌瘤的位置（黏膜下肌瘤的风险较高）和使用的雌激素制剂类型（有研究提示使用经皮雌激素时风险更高）。对于大多数女性，激素替代治疗不会导致新发有症状的肌瘤。

有一小部分肌瘤患者经激素替代治疗后会出现阴道出血，如黏膜下肌瘤；还有一部分患者可能表现为两次月经中间的时期，或者绝经后又出现阴道出血，所有的绝经后阴道出血的女性都需要了解是否合并子宫内膜病变，应该做诊断性刮宫或宫腔镜检查，需警惕是否发生了子宫内膜恶性疾病，这时应该尽早就诊。

绝经后女性还应该注意什么

女性进入绝经期后，表明子宫已经“退役”，但并非万事大吉，保健工作依然不可松懈。女性一生中以围绝经期和绝经后的老年期发生妇科恶性肿瘤的概率最高。在此阶段女性卵巢功能逐渐衰退，最终衰竭；雌激素水平降低，生殖器官发生萎缩老化，整个机体也逐渐老化；免疫功能减退，加上致癌因素的影响，使恶性肿瘤的发病率升高，其中最多见的是宫颈癌。故老年女性仍须注意观察来自生殖系统的癌症警号，如“老来红”、性交出血等。

宫颈癌

对于绝经期女性，需要关注宫颈癌，宫颈癌的主要症状表现如下。

白带增多 80%～90%的宫颈癌患者有程度不同的白带增多症状。白带性状与一般炎症相似，随着肿瘤进展、肿瘤细胞坏死脱落及继发感染，可出现恶臭的脓血性白带。

阴道出血 80%～85% 的患者出现阴道出血症状，可表现为接触性、绝经后或不规则阴道出血等，是值得特别重视的临床症状。阴道出血的出血量与病变分期有关，也与肿瘤生长类型有关。巨大菜花状外生型肿瘤及溃疡空洞型肿瘤容易出现阴道大出血。

其他症状 肿瘤浸润进展可出现下腹疼痛、腰骶部疼痛、下腹及排便下坠感、便血、排便困难、尿频、血尿、下肢水肿等症状。晚期患者还会出现贫血、体重减轻等恶病质症状。

子宫内膜癌

对于绝经期女性，还需要关注子宫内膜癌。一般情况下，绝经期女性子宫内膜厚度不超过 5mm，如果超过了 5mm，或者出现了一些异常的赘生物或阴道出血，就要警惕了，应该尽快前往医院进行宫腔镜检查，这是明确子宫内膜健康状况的“金标准”。

第九章

子宫肌瘤的中医药预防与治疗

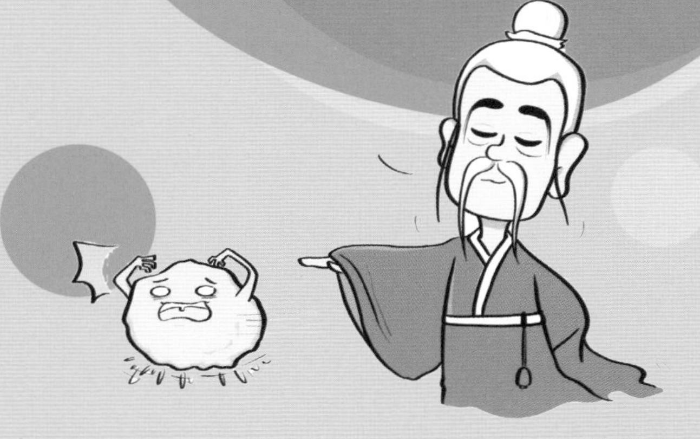

中医学中有“子宫肌瘤”这种疾病吗

中医博大精深、历时悠久，但是在中医上却没有“子宫肌瘤”这个病名。虽然中医里并没有这个名字，但并不妨碍我们从中医角度认识它。

子宫肌瘤的表现与两千年前中医古籍《黄帝内经》中记载的“石瘕”很相似。《灵枢·水胀》中记载：“石瘕生于胞中，寒气客于子门，子门闭塞，气不得通，恶血当泻不泻，衃以留止，日以益大，状如怀子，月事不以时下，皆生于女子。”这里面详细记录了石瘕的内外表现，而且还明确它的发生与感受寒邪、郁怒气滞及气虚血滞有关，指明了它的发病病机，在指导后世对子宫肌瘤的治疗方面起到了很好的作用。

中医认为哪些女性容易患子宫肌瘤

中医认为子宫肌瘤发病是由多种因素引起的，如情志抑郁、饮食内伤、感受外邪、脏腑失和、正气日衰、气机阻滞，都可以引发子宫肌瘤，其中以气滞、痰湿、寒凝瘀滞胞宫、日久凝聚、内结为瘤为多见。以下几类女性比较容易患子宫肌瘤。

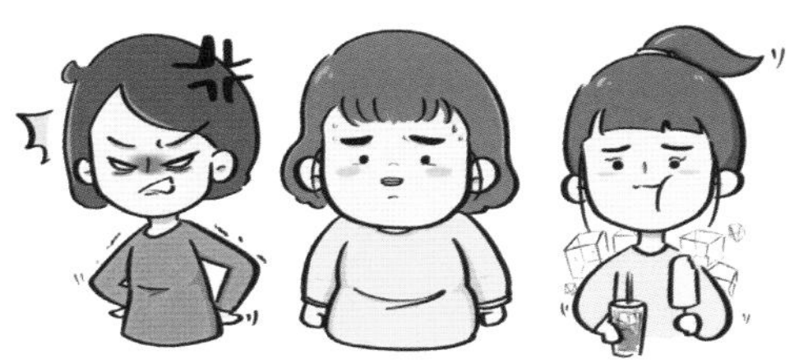

爱生气的女性

从中医视角来看，经常爱想事、思虑过重、抑郁或者容易发脾气的女性，时间长了就会气血运行不畅，导致血瘀的出现，引发子宫肌瘤。同时这类女性还容易出现乳腺增生、乳腺结节、失眠、偏头痛等症状。所以，为了让子宫一直保持着健康的状态，女性要学会控制住自己的脾气。

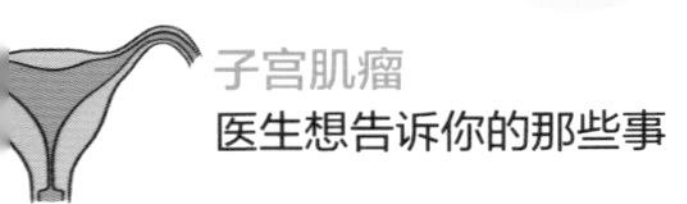

痰湿重的女性

这类人往往偏胖、平常喜欢吃肉食，容易疲劳、困乏、爱睡觉、易腹胀满闷，平时即使吃饭不多，但体重也会不断增加。由于体内痰湿过重，阻碍经络气血运行，日久导致痰湿血瘀凝滞，引发子宫肌瘤。如果这类女性还喜欢食用辛辣刺激的食物，时间久了会进一步生热，继而出现湿热证，会进一步加速子宫肌瘤的生长。

爱吃凉的女性

这类女性非常多见，平常，特别是经期过度食用生冷食物、不注意防寒保暖，主要表现为少腹部冰冷不适、往往具有痛经、经血暗红、有血块等症状，中医理论认为“血得寒则凝，得温则行”，子宫部位经常冰冷，日久就会导致血液运行不畅，引发肌瘤。

中医如何治疗子宫肌瘤

中医能治疗子宫肌瘤吗？答案是肯定的，就如前面所说，两千年前的《黄帝内经》中就有了类似的描述，后世的医家在此基础上不断进行研究、完善和创新，留下了很多有效的治疗方剂和方法。

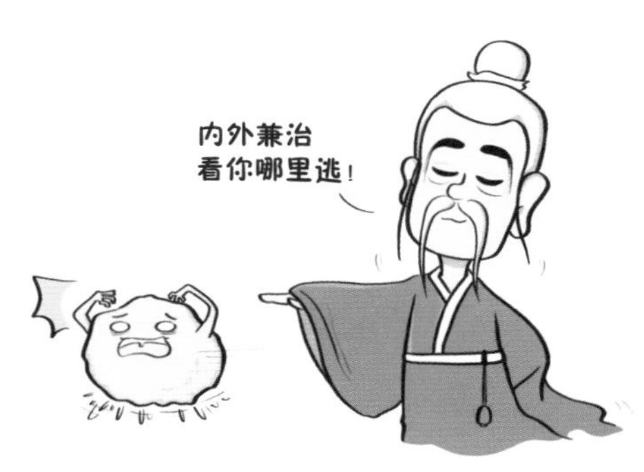

中医在治疗子宫肌瘤时效果显著，中药可以有效控制肌瘤增长，特别是在早期、肌瘤相对较小时效果更明显，还可以有效改善患者的伴随症状，如少腹坠胀、疼痛、乏力等。有些患者经过中医调理后就暂不需要进行手术治疗了。

除此之外，对于有手术指征或是已经进行了子宫肌瘤剔除术的患者，中医也可发挥极大作用，防止肌瘤复发及软化瘢痕，同时还有调经助孕的效果。所以，中医是能治疗子宫肌瘤的，而且可以全程参与，在肌瘤小的时候抑制肌瘤生长，改善症状；术后可以防止肌瘤复发、调经助孕。

需要注意的是，对于诊断为巨大子宫肌瘤或短期内快速增大的肌瘤，或围绝经期肌瘤合并子宫内膜明显增生、过长等，原则上不主张行药物保守治疗，包括中医治疗。

在治疗子宫肌瘤方面，中医主要从以下两个方面发挥作用。

内治法

内治法，通俗来说就是应用中药汤剂和中成药内服进行治疗的方法，这也是临床中应用最为广泛的方法。以活血化瘀为本病的治疗大法，同时辨证与辨病结合，在月经中期、后期以益气活血化瘀、软坚散结为主，月经期视经量、色、质，结合症状辨证论治，多以益气止血、祛瘀止血、清热止血等法为主。常用的治疗方剂包括膈下逐瘀汤、少腹逐瘀汤加减、开郁二陈汤、清宫消癥汤、桂枝茯苓丸、大黄牡丹皮汤等。同时还有很多常用的中成药可以选择，如宫瘤宁胶囊、桂枝茯苓胶囊、大黄䗪虫丸等。需要注意的是，内服药物治疗一定要在专业医生的指导下进行。

外治法

除了内治法外，中医也有一些在治疗子宫肌瘤方面卓有成效的外治法。

针灸治疗 可以在辨证论治的基础上选用子宫（双）、关元、三阴交（双）等穴位进行针刺或者艾灸治疗。

灌肠治疗 应用一些具有活血散结解毒的中药汤剂进行中药保留灌肠治疗，可以在一定程度上抑制或者消散肿瘤。

热熨法 对于具有显著少腹部冰冷征象的患者，可以使用小茴香、乌药、荔枝核、白芷等具有温散作用的中药外敷，治疗时将药袋隔水蒸 20 分钟后放于患者小腹上，再以热水袋外敷。

敷贴法 将具有活血温经散寒消结功效的中药，如乳香、没药、蜈蚣研磨成粉，加黄酒后贴上膏药或者用凡士林调膏，涂敷于患者下腹部触及包块处。

耳针、耳压法 可以选用卵巢、子宫、肾、内分泌、皮质下、肾上腺等穴位进行耳针治疗或以王不留行子作为贴压物治疗。

通过以上治疗手段可以达到内外兼治的效果，往往疗效显著，且复发率低，现已成为子宫肌瘤保守治疗的主要选择。

中医如何预防子宫肌瘤

中医治病历来提倡“上医不治已病治未病”，强调“未病先防，既病防变”，对于子宫肌瘤可以采用以下方法进行预防。

保持心情舒畅

工作学习压力大，长期不良情绪都可能导致气滞血瘀而引起子宫肌瘤。应对的方法就是学会调节心情，尽量保持心情愉快，不要给自己太大压力，事事都要顺其自然，开开心心，这样心情自然就会好起来。

少吃生冷、注意保暖

寒凝血瘀是子宫肌瘤的重要病机之一。有些人天生容易受凉，被雨淋、住的地方比较潮湿也可能引起寒凝，女性衣着单薄，喜欢吃雪糕、喝饮料等生冷食物，很容易导致身体受寒，寒凝血瘀而引起子宫肌瘤。对于这类女性，预防子宫肌瘤最好的方法就是少吃生冷食物，注意保暖。

少吃辛辣或饮酒、避免熬夜

辛辣食物容易导致体内湿热淤积，引发子宫肌瘤。有效的预防方法是养成良好的生活习惯，最好少吃辛辣食物或饮酒、避免熬夜。

适当食用理气散结的食物

针对子宫肌瘤的成因，可以适当多吃具有疏通化结功效的食物，如海带可以消痰化结；玫瑰花既能疏通肝气，又能美容养颜，经常泡水是很好的。有一些中药，如桃仁、莪术、夏枯草、半枝莲等具有软坚散结、祛瘀消痰的功效，可以根据患者体质选用。

适当运动、增强体质

一天到晚坐着不动，盆腔里的血液就不流动，血液不流动，“垃圾”就带不出去，时间久了就会造成瘀滞，导致肌瘤的发生，所以要坚持运动。另外，运动也能使心情舒畅、增强体质，正气足则利于疾病的恢复。

避免不必要的损伤

肾虚血瘀会导致子宫肌瘤的出现，通常是由于人工流产或者房事不节引起的。人工流产对身体的影响很大，应该引起足够的重视。女性一定要保持适度的性生活，注重健康卫生，科学避孕。

附录

子宫肌瘤常见问题解答

1 子宫肌瘤是良性还是恶性

子宫肌瘤是良性肿瘤，大部分不会对健康产生负面影响，不需要手术或药物治疗，只要每 6～12 个月复查 B 超动态监测就可以了。子宫肌瘤发生恶变的概率非常低，只有 0.4%～0.8%，多见于绝经后伴疼痛和出血的患者。

2 子宫肌瘤会遗传吗

子宫肌瘤并不是遗传病，只是具有一定的“家族聚集性”。简而言之，如果直系亲属中有子宫肌瘤患者，那么女性本人患子宫肌瘤的概率会比其他人高一些，但不一定会患子宫肌瘤。建议女性朋友加强监测、早点儿生育，这样可以降低子宫肌瘤的发病率，并且能把子宫肌瘤对生育力的影响降到最低。

3 为什么会得子宫肌瘤

子宫肌瘤好发于生育期，青春期前少见，绝经后萎缩或消退，所以考虑子宫肌瘤的发生可能与女性体内的激素有关。在此基础上，有研究者进行了进一步研究，确实发现肌瘤组织局部对雌激素的高敏感性是肌瘤发生的重要因素之一。除此之外，孕激素有促进肌瘤细胞有丝分裂、刺激肌瘤生长的作用，这也是子宫肌瘤在妊娠期会变大的原因。

4 子宫肌瘤患者应该多久复查一次

复查的时间间隔和子宫肌瘤的大小、给人体带来的影响有关。

- 如果肌瘤较大，并且出现经量增多、经期延长等症状，若不采取手术治疗，建议每 3 个月复查一次。
- 对无症状的子宫肌瘤患者，建议每3～6个月复查一次。
- 若子宫肌瘤较小，生长缓慢，而且无明显不适症状，可以每 6～12 个月复查一次。
- 对于围绝经期患者，绝经后肌瘤多可萎缩、症状消失，可每 3～6 个月复查一次；若肌瘤无明显生长或进一步缩小，可每 6～12 个月复查一次。
- 在动态观察过程中，如果患者出现尿频、便秘、小便困难等压迫症状，以及经量增多等，可以随时去医院就诊。

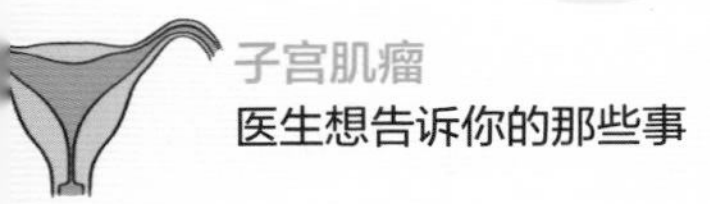

需要特别指出的是，对于选择保守治疗定期观察的女性，应该按照医生的医嘱进行复查，不能盲目参考亲朋好友的复查计划。

5 子宫肌瘤影响性生活吗

一般情况下，子宫肌瘤不会对性生活造成影响。大部分子宫肌瘤是无症状的，并不需要特殊处理。如果子宫肌瘤较小，没有不适症状，在此阶段，肌瘤患者与正常人是无异的，非月经期均能过正常的性生活，享受愉悦的二人世界。话虽如此，还有一些类型的子宫肌瘤会对性生活产生影响。

浆膜下带蒂的子宫肌瘤：因为底座很小，肌瘤只是通过一条细细长长的蒂与子宫相连，子宫对它的限制比较小，如果剧烈运动或体位突然变化，因为惯性和重力作用，子宫肌瘤就会以蒂为中心旋转，就此发生蒂扭转。蒂扭转后因为盆腔脏器的牵拉，会出现剧烈腹痛，同时伴有恶心、呕吐、肛门坠胀感等；蒂扭转后，子宫肌瘤的血供受阻，如果蒂扭转持续时间长，肌瘤还有可能发生变性坏死。所以在性生活过程中如果女性突发剧烈腹痛，一定要马上去医院就诊。

0 型黏膜下肌瘤和宫颈肌瘤：0 型黏膜下肌瘤本来就长在宫腔里，通过一个细细的蒂和子宫相连；部分宫颈肌瘤长在宫颈管内；在宫缩的作用下，或者随着肌瘤逐渐长大，宫腔内的容积或宫颈管内的容积满足不了肌瘤的需要，于是肌瘤就通过宫颈管脱出于宫颈口或阴道内，性生活时会增加出血、感染的概率，甚至引起发热、腹痛。一般这种类型的肌瘤会导致月经淋漓不尽，时间长了还会导致贫血和继发感染，建议尽早就诊。

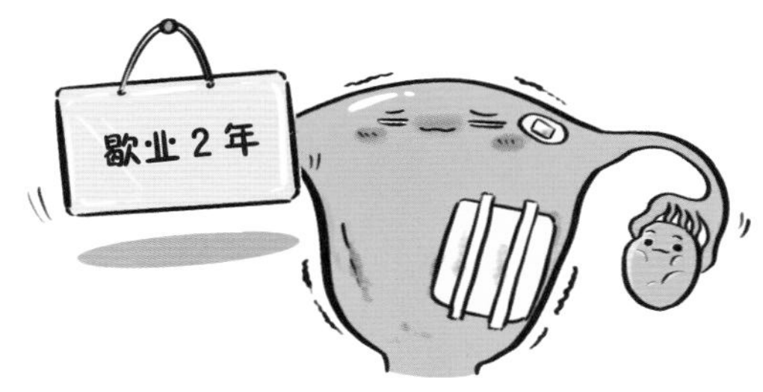

小贴士

合并子宫肌瘤的孕妈妈可以过性生活吗

一般情况下患子宫肌瘤是可以过性生活的（除了极少数特殊类型的子宫肌瘤导致的一些急性症状），妊娠期也不例外，只要性生活的频率不要太多、幅度不要太大。如果胎盘位置低时是不能过性生活的，因为会震动到宫颈内口上方的胎盘组织，进而导致大出血。如果孕妈妈出现腹痛、阴道出血等先兆流产症状，也应该避免过性生活，因为会导致子宫痉挛性收缩，诱发流产。除此之外，在可疑肌瘤变性时也应该避免过性生活，因为肌瘤变性期间会合并腹痛等先兆流产症状，还是保胎为宜，避免剧烈运动。

6 子宫肌瘤患者可以口服避孕药吗

女性有很多种避孕方法，口服避孕药就是其中一种。尽管很多女性对避孕药顾虑重重，但事实上随着技术的不断进步，目前的避孕药已经非常安全有效。目前认为，子宫肌瘤是激素依赖性肿瘤，患有子宫肌瘤的女性能不能口服避孕药是一个需要关注的问题。

之前研制的避孕药中雌激素含量高达 150μg，不良反应较大。近些年来口服避孕药的研发主要致力于降低雌激素的含量。第三代避孕药中雌激素含量降到了 30μg，低剂量雌激素与高选择性孕激素复合，达到有效的避孕作用。有些避孕药中雌激素含量更是降到了 20μg。如此低的雌激素含量，从理论上来说应当不会诱发子宫肌瘤。但对于患有子宫肌瘤的女性应当慎重。

另外，含孕激素拮抗剂的紧急避孕药，如米非司酮，可以用于治疗子宫肌瘤。其在拮抗体内孕激素作用的同时，使肌瘤组织中雌孕激素受体减少，相关效应明显降低，从而达到抑制肌瘤生长甚至缩小肌瘤的效果，为子宫肌瘤的非手术治疗提供了新方法。但米非司酮引起的心、肝、肾等重要器官不良反应大，不可长期用药。

子宫肌瘤患者能否服用避孕药并没有明确的结论，建议使用之前咨询医生。当然也可以选择其他方法来避孕，如工具避孕。

7 子宫肌瘤患者可以喝豆浆吗

众所周知，子宫肌瘤是激素依赖性肿瘤，大量摄入含雌激素的食物有可能导致子宫肌瘤加重。大豆中确实含有比较丰富的植物雌激素，但它所含的植物雌激素在进入人体后具有双向调节作用。当人体缺少雌激素时，植物雌激素可直接被人体当作雌激素利用；当人体不需要雌激素时，植物雌激素可转化为其他人体需要的营养物质。并没有明确的研究表明子宫肌瘤患者不可以喝豆浆，但摄入任何食物都是过犹不及，建议子宫肌瘤患者适量喝豆浆。

8 海扶刀是刀吗

近年来，随着医疗技术的发展，子宫肌瘤患者有了越来越多的选择。海扶刀，是“高强度聚焦超声治疗系统”的简称，被国内外专家称为“21 世纪肿瘤无创伤治疗高科技新技术”。海扶刀不是真的刀，它改变了传统的肿瘤治疗方法，使肿瘤局部治疗从有创伤的外科手术和介入治疗，直接跨入无创伤治疗。

与太阳光聚焦在焦点处产生巨大能量相似，海扶刀技术主要是将体外的低能量超声波在穿透组织过程中聚焦，在靶点将超声能量转换为热能，产生瞬间高温（65～100℃）和空化、机械等生物学效应，使肌瘤凝固坏死，使细胞膜、细胞核破裂，失去扩散能力。通过点一线一面一体的运动轨迹，逐渐消融整

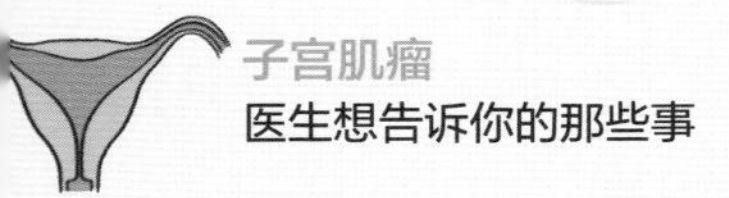

个肌瘤病灶。可以理解为将子宫肌瘤“热死”，但不是让肌瘤消失，而是让肌瘤缩小，失去活性不再生长，逐渐被人体吸收。

海扶刀在体外进行手术“切割”肌瘤，无须切除人体部分器官和组织，无开刀及出血等身体损伤，患者不再承受手术的风险与痛苦。海扶刀只“杀死”肌瘤细胞，不损伤正常细胞，不降低机体的免疫功能。另外，整个治疗过程皆在定位及监控系统的实时监控下准确完成，治疗过程中医生可以控制镇痛镇静药物的剂量，使患者始终保持在能与医生沟通的状态下，减少与麻醉相关的并发症。因此，海扶刀是一种非侵入性治疗子宫肌瘤的技术，具有不开刀、不流血、治疗时间短、术后恢复快、不影响女性内分泌功能等优点，较好地满足了子宫肌瘤患者的需求。

但任何事物都有两面性，海扶刀也不是十全十美，并不是所有的子宫肌瘤患者都适合海扶刀治疗。海扶刀无法取出肌瘤，无法通过病理诊断判断肌瘤的良恶性，因此对于任何怀疑有恶性可能的肌瘤，不宜采用此方式治疗。海扶刀术后肌瘤一般需要 3～12 个月的时间逐渐缩小，但通常不会完全消失，坏死组织在体内被逐渐吸收。绝大多数患者在治疗后症状缓解、肌瘤缩小，但也有少数患者治疗效果不理想，可能需要进一步干预处理。海扶刀不能避免子宫肌瘤的复发，只要保留子宫，无论是手术剔除子宫肌瘤，还是采用其他治疗方式，都存在肌瘤复发的可能性。

因此，子宫肌瘤患者应根据自己的年龄、生育要求、肌瘤特点、对治疗的预期等综合评估，选择适当的治疗方式。

9 子宫肌瘤手术后多久可以怀孕

子宫肌瘤术后多久可以怀孕是没有具体规定的，主要由个人身体恢复状况来决定。每个人的身体状况不一样，所以具体的时间因人而异。

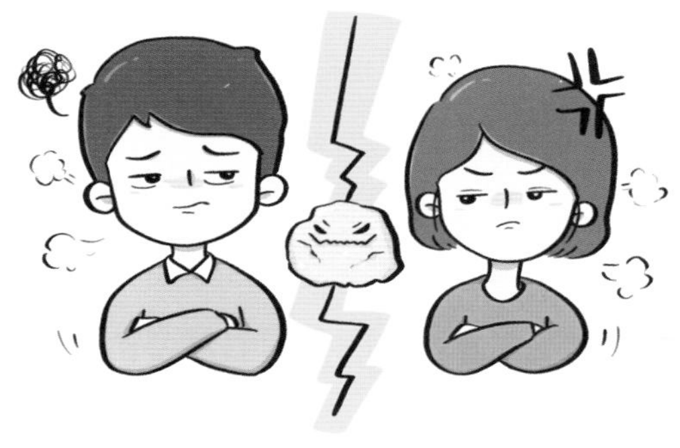

如果子宫肌瘤完全是从子宫外长出来的，并且有一个蒂，也就是带蒂浆膜下肌瘤，剔除这种类似的子宫肌瘤对子宫的影响较小，手术后不久就可以怀孕。如果子宫肌瘤长在肌壁间，需要切开子宫肌壁后才能去除肌瘤，那么就要看深度，如果比较浅，半年或 1 年后就可以怀孕；如果比较深，甚至穿透子宫，或者是有多个类似的肌瘤，可能需要 2 年以上再怀孕。如果是黏膜下肌瘤，根据其分型不同，要避孕 3 个月至 1 年不等。

子宫肌瘤手术后多久怀孕不可一概而论，要遵循医嘱。如果较早怀孕，子宫肌瘤的瘢痕并未完全愈合，将增加妊娠期子宫破裂的风险。

10 双胎“遇上”子宫肌瘤是不是更危险

有限的研究显示，双胎妊娠“遇上”子宫肌瘤后，各种肌瘤相关的并发症种类和发生率并没有翻倍，基本上和单胎妊娠是相当的，子宫肌瘤并没有对胎儿在妊娠各个时期的生长发育产生不良影响，不同特征的子宫肌瘤也没有增加产妇和新生儿的不良结局。首先，可能是因为与单胎妊娠相比，双胎妊娠导致的宫内空间相对缩小，使子宫肌瘤导致的宫内空间缩小不那么显著；其次，产前超声检查次数的增加有助于减少某些不良产科结局的发生；再次，双胎本就是妊娠高危因素，可能使子宫肌瘤对妊娠的影响变得不那么重要；最后，双胎妊娠患者的高剖宫产率在一定程度上减少了一些不良产科结局的发生。

对于喜怀双胎的准妈妈，只要定期产检，有问题及时就医，就一定能拥有良好的妊娠结局。

11 围绝经期患者应该如何面对子宫肌瘤

一般来讲，女性进入围绝经期以后，体内雌激素水平下降，子宫肌瘤生长的速度不会像年轻时那么快。绝经后，随着子宫的萎缩，子宫肌瘤也会缓慢缩小，少数甚至可以完全消失。但也有极少数患者的肌瘤不但不缩小，反而会长大，有些患者甚至会出现更加严重的症状，可能与更年期性激素紊乱有关。

很多围绝经期女性面对子宫肌瘤时会在治与不治中陷入两难。一部分患者检查出子宫肌瘤后就变得非常紧张，虽然症状并不明显，但担心肌瘤会快速长大、增多甚至会恶化，因而着急治疗；另有一部分患者认为绝经后肌瘤一定会萎缩，因此坐等绝经，即使症状明显加重，如月经量突然加大造成继发性贫血，也不采取相应治疗，导致病情延误，甚至错过治疗时机。

对于围绝经期子宫肌瘤患者，应积极随访，合理治疗。每3个月至半年随访检查，监测子宫肌瘤的变化。如果肌瘤并未迅速长大且无明显症状，则可以和子宫肌瘤继续和平相处。如果肌瘤生长迅速，或者出现异常阴道出血、腹痛等，应查明原因，积极治疗。

当然，围绝经期女性被检查出子宫肌瘤容易造成生理及心理的双重压力，应保持积极乐观的心态，从而更好地度过围绝经期。

12 微创手术真的没有瘢痕吗

微创手术是指医生利用内镜及显像技术，在无须对患者造成巨大伤口的情况下施行手术。在子宫肌瘤的治疗中一般指宫腔镜和腹腔镜手术。

宫腔镜手术以女性的宫颈和阴道作为天然的通道，医生将细长的手术器械伸进宫腔切除肌瘤，并将切碎的肌瘤组织从阴道中取出。因此，宫腔镜手术在患者的皮肤上不会遗留任何切口。

腹腔镜手术时医生会在患者的腹部打 3～4 个直径 0.5～1cm 的小孔，其中一个孔放入微型摄像机，微型摄像机连接到显示器。其他几个小孔则放入剪刀、钳子等手术器械，医生看着显示器对病变组织完成钳夹、切割、缝合等一系列操作。最后，将切除的肌瘤组织切碎后取出。患者的腹部会有 3～4 个小切口，其中取出肌瘤的切口最大，直径通常不会超过 1.5cm。由于切口小，因此损伤小，炎症反应弱；切口分散，在愈合过程中不会像开腹手术那样形成明显的瘢痕，愈合后较为美观，不仔细看并不容易发现。

虽然宫腔镜无伤口，腹腔镜手术的切口较小，但都限于在腹部皮肤上，而在子宫上仍然会形成瘢痕和粘连，甚至比开腹手术的瘢痕更大、更多，在手术以及妊娠期依然有发生子宫破裂的风险。由此可见，做宫腔镜和腹腔镜手术的女性朋友可不要认为自己做的手术真的没有任何瘢痕，在妊娠期应该尽早告知产检医生，最好携带手术记录进行产检。